さぁ，肺エコーを手に取ろう
肺エコーは最強の武器である

兵庫県立はりま姫路総合医療センター救急科
副センター長

清水　裕章　著

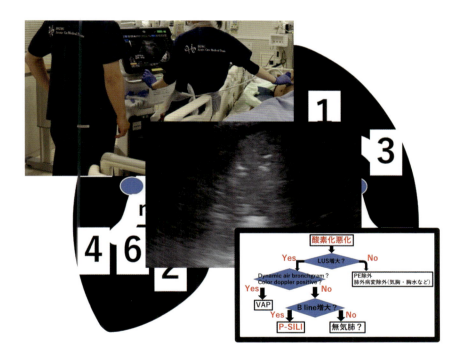

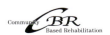

はじめに

どんな武器にも，相性というものがあります．

ロールプレイングゲームなどをしていると，ある敵には最強なのに，一方で，ある敵には全く歯がたたないこともあります．そして，別の武器に持ち替えた場合，すぐに勝利することができることもあります．

エコーも同じです．「肺エコーさえあれば，X線とかCTは不要です」と，大風呂敷を広げる方もおられますが，私はそんなことは全く考えていません．大事なことは，肺エコーにも得意，不得意があり，それらを着実に理解することが重要です．

では，理解するにはどうしたらよいでしょうか？

肺エコーを勉強できる書籍は依然少なく，また，肺エコーを指導できる医師，超音波検査技師も少ないのが実情です．かくいう私も，実は4年前までは，まったく肺エコーの評価などしておりませんでした．その一番の理由は，目の前の肺エコーの画像を評価することができなかったからだと思います．

その後，ECMOの国内留学のため，日本医科大学付属病院外科系集中治療室で研修していた際に，肺エコーのトレーニングも行うことができました．最も必要なことは，目の前の所見に対して，フィードバックをしてくれる人物の存在だと思います．その結果，数か月程度で，ほぼ習得することができ，その後，流行したCOVID-19の診療に大いに生かせることとなりました．

「あなたは運がよかったですね．私の周りには肺エコーをできる医師がいないし，情報共有もできないから，このままできないままでも問題ありません.」

そう考えている皆様に，この本が少しでも，フィードバックをする存在になれないかと考え，執筆する機会をいただきました．

使い方を知れば，肺エコーは最強の武器になります．

2024年9月

兵庫県立はりま姫路総合医療センター 救急科
副センター長

清水　裕章

目　　次

Ⅰ 肺エコーとは？ — 9

1 肺エコーの歴史 …………………………………………… 10
2 肺エコーの有効性 ………………………………………… 11

Ⅱ 肺エコーの実践 — 13

1 評価部位 …………………………………………………… 14
2 プローベ …………………………………………………… 18
3 基本画像 …………………………………………………… 19

Ⅲ 胸膜・胸腔病変 — 21

1 Lung sliding/seashore sign と stratosphere sign ………… 22
2 Lung pulse ………………………………………………… 24
3 Lung point ………………………………………………… 26
4 胸膜肥厚・胸膜不整・胸膜の不自然な動き ……………… 28
5 胸水 spine sign …………………………………………… 30

Ⅳ Aライン — 33

1 Aライン …………………………………………………… 34

Ⅴ Bライン — 37

1 成　因 ……………………………………………………… 38
2 Bラインの形状に影響を及ぼすもの
　〜角度やプローベの種類〜 ……………………………… 40
3-1 Bラインと誤認するもの：Eライン ……………………… 42
3-2 Bラインと誤認するもの：Zライン ……………………… 43
4-1 Bラインには，多くの名付け親がいる 〜用語の統一化〜 … 44
4-2 幅で区別するBライン …………………………………… 45
4-3 数で区別するBライン …………………………………… 48
4-4 肋間との割合で区別するBライン ……………………… 49

6

4-5 集簇の程度で区別する B ライン ································ *52*

4-6 境界で区別する B ライン ································· *55*

5 B ラインの所見を共通認識にするには ······················ *56*

6 B ラインの限界 〜様々な病変を拾う〜 ······················ *58*

Ⅵ Consolidation ——————————————— *59*

1 Consolidation とは？ ································· *60*

2 体位変換による変化 ································· *62*

3 Air bronchogram の種類 ································· *64*

4 Dynamic air bronchogram ································· *66*

5 無気肺の種類 ································· *67*

Ⅶ 現場への応用 ——————————————— *69*

1 肺エコーの注意点 ································· *70*

2 肺エコーをどのように使用するか ························· *75*

3 LUS の活用 ································· *79*

4 腹臥位の治療評価 ································· *86*

5 ARDS における VILI・P-SILI 評価 ····················· *88*

6 肺エコーを日々の診療に落とし込む ······················ *91*

索 引 ································· *93*

I

肺エコーとは？

1　肺エコーの歴史

2　肺エコーの有効性

1 肺エコーの歴史

　肺エコーの歴史は，心エコーと比較して，歴史は浅く，1958年にamplitude modeで肺の観察を行った報告が始まりです．その後，1978年に呼吸器疾患全般へ応用されましたが，その後，日の目を見なくなりました．しかし，2003年にSARSの流行により，ベッドサイドで評価できる肺エコーの有用性が再認識され，2008年にLichtensteinらが，BLUE protocolを提案しました．また，2011年にはMooreらにより，Point-of-Care Ultrasonographyが提案され，肺エコーの立ち位置が確立されました．その後，2012年MARS，2013年flu H7N1流行時に肺エコーの有用性が報告され，2020年COVID-19流行時において，ますます重要性が認識されました．

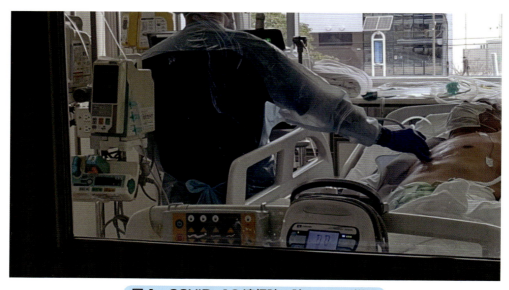

図1　COVID-19流行時の肺エコーの様子
聴診ができない代わりに，肺エコーで肺の状態を評価しています．

■ 参考文献 ■

（1）Convissar DL, Gibson LE, Berra L, et al：Application of lung ultrasound during the COVID-19 Pandemic：a narrative review. Anesth Analg 2020；131：345-50

2 肺エコーの有効性

　肺エコーについて，様々な有効性が報告されています．肺エコーのほうが，聴診や胸部 X 線写真と比較して，浸潤影，肺水腫などの間質症候群，胸水検出の感度，特異度が高いことが報告されています．また，胸部 CT と比較して，病変の範囲や重症度の評価についても，肺エコーは同レベルと報告されています．ほかにも，治療方針決定に有用であったなどの報告もあります．

　現在，ある程度的を絞って評価する point of care ultrasonography（POCUS）という診断戦略が浸透しています．その1つが，外傷分野における E-FAST（extended FAST）です．これは，外傷診療の一環として，肺エコーを FAST に組み込み，E-FAST として用いられています．

　また，ARDS（acute respiratory distress syndrome, 急性呼吸促迫症候群）の診断基準に肺エコーが組み込まれたことは記憶に新しいと思います．

表 1　POCUS

名　称	評価する主病態	具体的な評価疾患
E-FAST	外傷	FAST（胸腔内出血・腹腔内出血）に気胸評価のため肺エコーを追加し評価する
RUSH exam	ショック	血管内容量，心機能，後負荷評価のため肺，心臓，DVT，腹腔内出血，大動脈をスクリーニングする
BLUE protocol	肺病変	A ライン，B ライン，lung point の有無で気胸，間質症候群など評価する
FATE/Focused cardiac US	ショック	ショック時の簡易な心機能評価
CASA	CPA の原因精査	心囊液，右室負荷所見を評価する
2-point US	PE を起こす DVT	大腿静脈，膝窩静脈を圧迫，ドプラーで評価し，DVT の有無を評価する

E-FAST（extended-focused assessment with sonography for trauma）：拡大版超音波検査.
RUSH exam（rapid ultrasound for shock and hypotension exam）：ショックの鑑別診断.
FATE（focus-assessed transthoracic echocardiography）：外傷に対する超音波検査.
CASA（cardiac arrest sonographic assessment）：心停止超音波検査.
CPA（cardiopulmonary arrest）：心肺機能停止.
PE（pulmonary embolism）：肺血栓塞栓症.
DVT（deep vein thrombosis）：深部静脈血栓症.

肺エコーの最大のメリットは，非侵襲であり，手軽で，慣れれば 5 分程度で，ベッドサイドである程度の鑑別診断や治療経過の評価ができることで，非常に魅力的な診療ツールです．また，看護師や CE（臨床工学技士）など誰もが肺エコーでアセスメントできます．

　一方で，熟練度の差で評価の精度に差が出るのは，エコーの宿命です．ただし，ある程度経験を重ねれば，習熟者と同様に評価できると報告されています．ある報告では，25 回以上施行するとエキスパートレベルに到達するとされています．

　また，後述しますが，様々な注意点もあり，肺エコー単独で治療方針を決めていくのは，少しリスクを感じます．そのため，ここからは，まずは肺エコーの基本，そして，臨床応用までお伝えします．

■ 参考文献 ■

（1）Tierney DM, Huelster JS, Overgaard JD, et al：Comparative performance of pulmonary ultrasound, chest radiograph, and CT among patients with acute respiratory failure. Crit Care Med 2020；48：151-7
（2）Chiumello D, Mongodi S, Algieri I, et al：Assessment of lung aeration and recruitment by CT scan and ultrasound in acute respiratory distress syndrome patients. Crit Care Med 2018；46：1761-8
（3）Matthay MA, Arabi Y, Arroliga AC, et al：A new global definition of acute respiratory distress syndrome. Am J Respir Crit Care Med 2023；207：A6229
（4）Rouby JJ, Arbelot C, Gao Y, et al：Training for lung ultrasound score measurement in critically ill patients. Am J Respir Crit Care Med 2018；198：398-401
（5）Vetrugno L, Orso D, Deana C, et al：Use of the lung ultrasound score in monitoring COVID-19 patients：it's time for a reappraisal. Crit Care 2021；25：47

Ⅱ

肺エコーの実践

1 評価部位

2 プローベ

3 基本画像

1 評価部位

肺エコーの評価部位は，各プロトコルで様々です．ここ最近の肺エコーの報告は，WINFOCUSの評価部位に則ったものが多いため，当院でも採用しています．ただし，背側の評価は，看護師の手を煩わせることもあるので，臨機応変に対応しています（背部も評価する時は，看護師に協力してもらいます）．

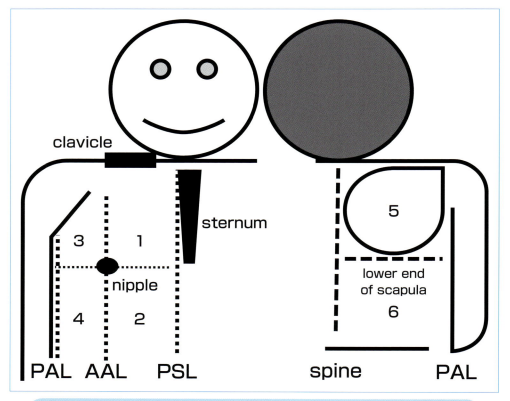

図2　WINFOCUS（World Interactive Network Focused on Critical Ultrasound），急性期でのpoint-of-care超音波の普及を図る国際組織

片側6か所で全12か所．
・前胸部～前腋窩線×乳頭を境界：頭側 zone 1/尾側 zone 2
・前～後腋窩線×乳頭を境界：頭側 zone 3/尾側 zone 4
・背部（後腋窩線から脊椎）×肩甲骨下縁を境界：頭側 zone 5/尾側 zone 6
PAL（posterior axillary line）：後腋窩線，AAL（anterior axillary line）：前腋窩線，PSL（para sternal line）：傍胸骨線．
clavicle：鎖骨，sternum：胸骨，nipple：乳頭，scapula：肩甲骨，spine：脊椎．

他の肺エコーのプロトコールも紹介します．

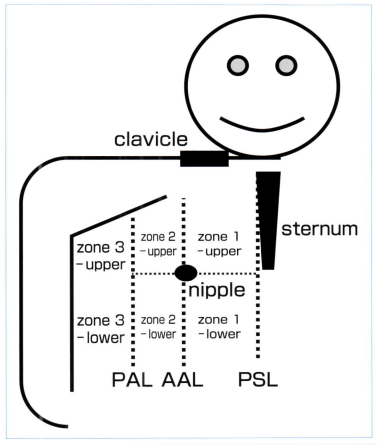

図3 BLUE (bedside lung ultrasound in emergency) プロトコール
片側6か所で全12か所．
・前胸部〜前腋窩線×乳頭を境界：頭側 zone 1-upper＝B (BLUE) 1
　　　　　　　　　　　　　　　　尾側 zone 1-lower＝B (BLUE) 2
・前〜後腋窩線×乳頭を境界：頭側 zone 2-upper＝LS (lateral superior)
　　　　　　　　　　　　　　尾側 zone 2-lower＝LI (lateral inferior)
・背部 (後腋窩線から脊椎)×乳頭を境界：
　　頭側 zone 3-upper＝PS (posterior superior)
　　尾側 zone 3-lower＝PLAPS (posterolateral alveolar and/or pleural
　　　　　　　　　　　　　　　　syndrome)
PAL (posterior axillary line)：後腋窩線．
AAL (anterior axillary line)：前腋窩線．
PSL (para sternal line)：傍胸骨線．

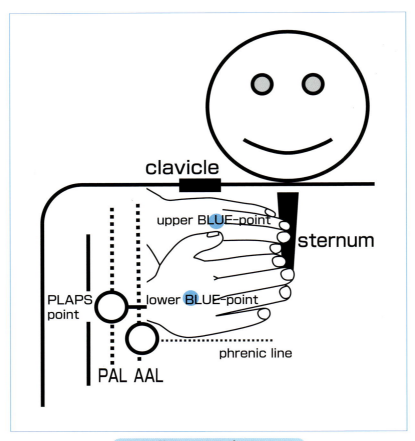

図4 修正BLUEプロトコール

片側4か所で全8か所.
・右胸部に両手を合わせた頭側の第3・4指の基節部：upper BLUE-point
　尾側の手根骨周辺：lower BLUE-point
・phrenic line と前腋窩線の交点：観察点
・lower BLUE-point と後腋窩線の交点：PLAPS point
PLAPS（posterolateral alveolar and/or pleural syndrome）.
AAL（anterior axillary line）：前腋窩線.
PAL（posterior axillary line）：後腋窩線.

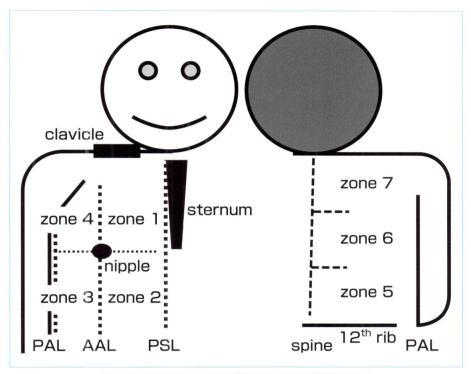

図5 USabcd（Focused lung ultrasound）

片側7か所で全14か所．
・前胸部～前腋窩線×乳頭を境界：頭側 zone 1／尾側 zone 2
・前～後腋窩線×乳頭を境界：頭側 zone 4／尾側 zone 3
・背部（後腋窩線から脊椎）×鎖骨～第12肋骨を3等分：頭側から zone 7／zone 6／zone 5

PAL（posterior axillary line）：後腋窩線．
AAL（anterior axillary line）：前腋窩線．
PSL（para sternal line）：傍胸骨線．
rib：肋骨．

■ **参考文献** ■

（1）野村岳志：Point-of-care lung ultrasound．日集中医誌 2016；23：123-32
（2）Lichtenstein DA, Mezière GA：Relevance of lung ultrasound in the diagnosis of acute respiratory failure：the BLUE protocol. Chest 2008；134：117-25
（3）Lichtenstein DA：Whole Body Ultrasonography in the Critically Ill. Berlin, Springer, 2010；117-27
（4）USabcd（UltraSound Airway Breathing Circulation Dolor）. http://usabcd.org/（参照 2023-12-12）

2　プローベ

　エコーのプローベには，リニア，コンベックス，セクタがありますが，肺エコーは，主にコンベックス，胸膜など体表面に近い部分の観察にはリニアを使用します．
　後述しますが，プローベが異なると，Bラインなどの所見が異なってきますので，ある程度，施設内でプローベを統一したほうがよいと思います．

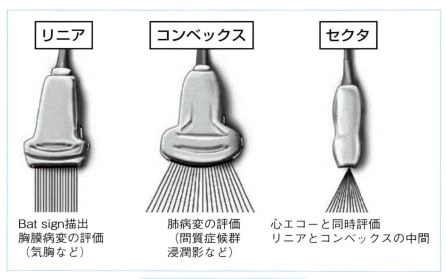

図6　各プローベの使い分け

II 肺エコーの実践

3 基本画像

　気胸を評価するならリニアプローベ，気胸以外の胸膜病変，肺実質を評価するならコンベックスプローベを使用します．
　それでは，基本画像を描出します．
　各部位において，肋骨と垂直にプローベを当ててください．すると，皮下組織の下に，黒く抜けたものが見えます．それが肋骨です．肋骨と肋骨の間に白く見えるのが胸膜です．この肋骨間に囲まれた胸膜のエコー像が基本であり，bat sign と呼ばれています．ここから，胸膜病変ならプローベを胸膜と平行にして評価します．肺実質の評価なら，そのまま後述する A ライン，B ラインを評価します．

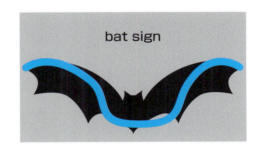

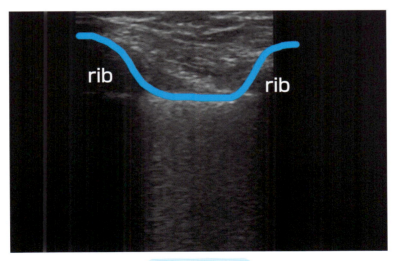

図7　bat sign
　2本の肋骨と肋間の胸膜がコウモリのように見えます．これが，bat sign です．最も基本的な画像で，肺エコーの評価の際には，ここから描出します．

肺エコーは，基本的にアーチファクトの性状を評価していますので，同じプローベでないと，周波数の違いもあり，エコー像が異なってきますので，どの機種で，どのプローベで，どのように評価するかは施設で統一してください．

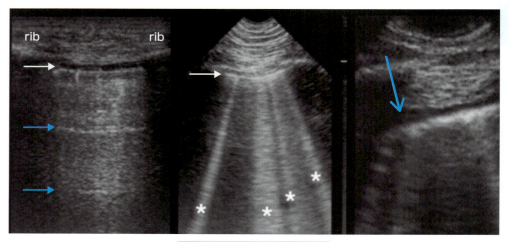

図8　肺エコーの基本所見

左からAライン，Bライン，胸膜評価になります．
基本的には，これらの評価の組み合わせです．各説明はこの後に記します．

■ 参考文献 ■

（1）Lichtenstein DA：Lung ultrasound in the critically ill. Ann Intensive Care 2014；4：1

Ⅲ

胸膜・胸腔病変

1 Lung sliding/seashore sign と stratosphere sign

2 Lung pulse

3 Lung point

4 胸膜肥厚・胸膜不整・胸膜の不自然な動き

5 胸水 spine sign

1　Lung sliding/seashore sign と stratosphere sign

　Lung sliding とは，実際に臓側胸膜が動いている所見であり，Mモードで見ると，波打ち際のようなMモード像となり，これを seashore sign と呼びます（図9）．

　対して，気胸や大量胸水，片肺挿管，巨大な無気肺といった肺が動かない，つまり臓側胸膜が動いていない時，Mモードで見ると成層圏のような画像となり，これを stratosphere sign，通称バーコードサインとも呼ばれます．ただし，真の stratosphere sign を認める時は，lung pulse も消失していることが必要です．つまり，気胸，胸水がある時，あるいは，心拍動の拍動の間の時に真の stratosphere sign を認めます（図10）．

　実は，呼吸運動がない時は，lung sliding は認めませんが，lung pulse は認めますので，Mモードでは，若干形が崩れた stratosphere sign に似たエコー像（＝nealry stratoshere sign?）を認めますが，stratosphere sign とは同一ではないことに注意してください（図11）．

　また，コンプライアンスの低下している ARDS（急性呼吸促迫症候群）などでは lung sliding は不明瞭になりますので，必ずMモードで確認することをお勧めします．注意してください．

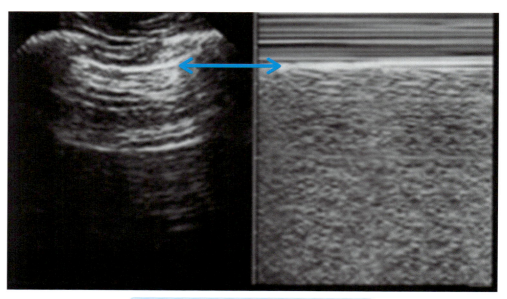

図9　lung sliding 陽性/seashore sign
Lung sliding をMモードで観察すると，seashore sign と呼ばれる所見が見えます．実際には，肺が動いていない時もあるので，後述の stratosphere sign に似たエコー像と交互に見えます．

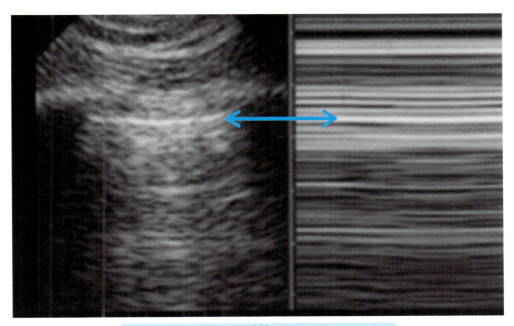

図10 lung sliding 陰性/stratosphere sign

Lung sliding 陰性の時, stratosphere sign, 通称バーコードサインを M モードで認めます. この時, lung pulse も認めていません.
ARDS などコンプライアンスの低下が著しい場合, B モードでは lung sliding を判別できないこともあるので, 必ず M モードで確認してください.

2 Lung pulse

前述していますが，lung sliding とよく混在するのが，lung pulse です．Lung pulse は，心拍動と同期して肺実質が小刻みに動く所見です．つまり，呼吸運動がある時は，lung sliding と lung pulse，どちらも認めます．心拍動の同期のため，左側，つまり，心臓側のほうがより明瞭になります．Lung pulse は，壁側胸膜と臓側胸膜が接している所見であり，消失する時は，臓側胸膜と壁側胸膜の間に気胸，胸水などを認める時です．

例えば，少量の胸水（胸膜直下胸水のような）の場合，lung pulse は消失しますが，lung sliding を認める肺エコー像を認めます．この時は，stratosphere sign に類似していますが，少し上下に変動するようで，seashore sign より，微細な印象が少ないエコー像を認めます．

また，片肺挿管などでは，lung pulse を認めますが，lung sliding は認めないエコー像となります．自ら呼吸を止めている時も同様の肺エコー像を認めます．これも，前述したように stratosphere sign に類似した肺エコー像を認めます（図 11）．

ただし，真の stratosphere sign かどうかは，判断するのは難しいと思います．B モードで，ある程度 lung pulse の評価ができますが，不明瞭なこともあります．そのため，stratosphere sign に似た所見を認めた際，聴診で片肺挿管していないかを確認，エコーや胸部 X 線写真で気胸，胸水，無気肺の評価を行うことが必要です．

Ⅲ 胸膜・胸腔病変

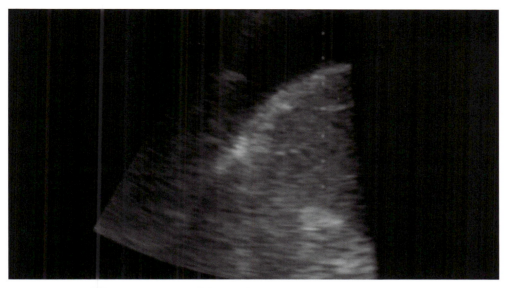

図11 nearly stratosphere sign?

lung pulse 陽性×lung sliding 陰性/luns pulse 陰性×lung sliding 陽性（少量胸水など）．このような場合，stratosphere sign に類似していますが，少し上下に変動するようで，かつ，seashore sign より，微細な印象が少ないエコー像を認めます．

3 Lung point

　Lung sliding を認めない時，すなわち，気胸ではありません．前述したように，気胸以外にも大きな無気肺や，コンプライアンスが低下している ARDS などの肺病変では，lung sliding は認めないことがあります．肺エコー上，気胸と確定診断するには，lung sliding が消失するポイント，つまり lung point を描出しなければなりません．

　描出する方法は，リニアプローベで胸膜を描出した後に，プローブを肋骨と平行にし，胸膜を外側に追っていき，連続性を評価する必要があります．

　確実に評価するには，すべての肋間で評価する必要があります．しかし，肺エコーのメリットが失われます．また，縦隔側気胸や全肺気胸は判別しにくいという点があり，観察者の経験値が不足している場合，lung point を見つけられない点もあります．

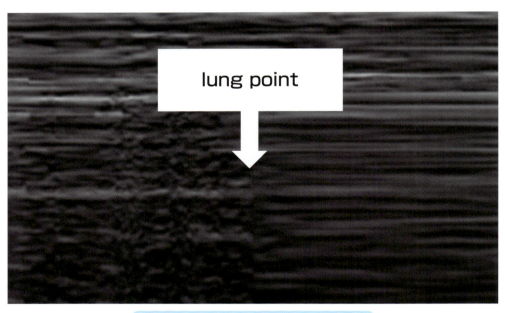

図 12　lung point での M モードの変化
B モードで描出すると，明らかに動きの異なる部位を認めます．そこが，lung point です．ただし，念のため M モードで確認し，正常部分では seashore sign を認めますが，走査していくと，stratosphere sign に切り替わる境界があります．

そのため，治療介入が必要な大きな気胸を探すという前提で，2肋間だけ評価をし，lung point があるならすぐに治療介入，ないなら，胸部 X 線写真，胸部 CT 撮影などで小さな病変がないか補填するといった治療戦略をとります．

ちなみに，lung point は様々な部位の肋間を連続的に評価することで初めて認める所見です．

4　胸膜肥厚・胸膜不整・胸膜の不自然な動き

　ARDSやCOVID-19などにより胸膜に炎症が波及した場合，胸膜自体が肥厚し，不整になります．リニアプローベで確認すると，胸膜から流れ星が落ちているかのような画像を認めます．これがcomet tail artifactです．Bラインと違い，画面の一番奥まで伸びないのが特徴です．

　また，胸膜直下に，subpleural consolidationと呼ばれる微小浸潤影を描出することがあります．

　また，COVID-19では，非常に強い吸気努力により，胸膜が肺実質方向に引き込まれるような動きを認めることがあります．ただし，どの程度の吸気努力を認めれば，胸膜が引き込まれるかはわかりません．

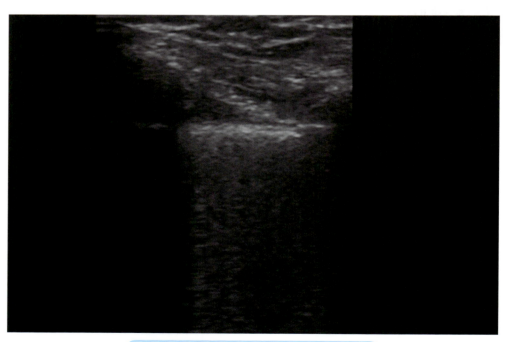

図13　胸膜の肥厚・comet tail artifact
胸膜の肥厚があり，また，胸膜から彗星のように深部にむけてビームが伸びます．
Bラインとの違いは，エコー画面深部まで届かないことが特徴です．

III 胸膜・胸腔病変

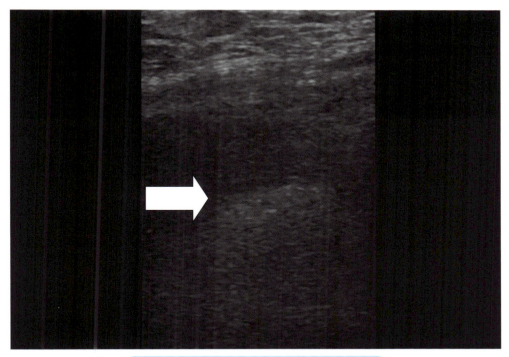

図14 吸気努力に伴い，引き込まれる胸膜

静止画ではわかりにくいですが，矢印部分の胸膜が呼吸とともに，水平方向だけでなく，垂直方向にも動きます．この症例では，$P_{0.1}$ −6 cmH$_2$O と非常に強い吸気努力を認めていました．

5　胸水 spine sign

　エコーによる胸水の評価は，以前より，よく行われています．胸水を認めた場合，空気と違い，エコーの透過が良好なため，脊椎が画面の深部に認められます．これが，spine sign です．

　胸水の体積を算出する方法は，様々に報告されています．ただし，後述する coalescent B ラインや consolidation を認める場合，胸水の量を過小評価するという報告もあるため，注意が必要です．

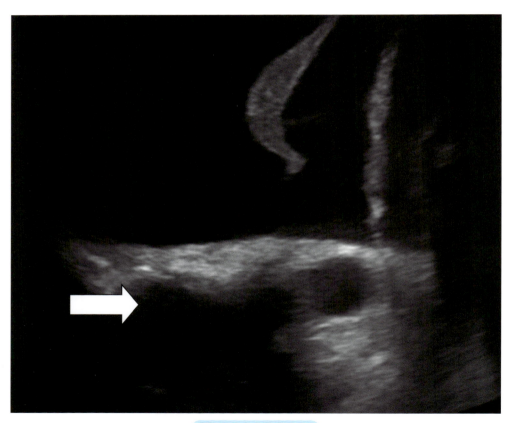

図 15　spine sign

通常，肺内の空気で深部を描出することはできません．しかし，胸水など液体成分がある場合，エコービームが深部まで届き，脊椎まで描出できることがあります．

Ⅲ　胸膜・胸腔病変

■ 参考文献 ■

（1） Balik M, Plasil P, Waldauf P, et al：Ultrasound estimation of volume of pleural fuid in mechanically ventilated patients. Intensive Care Med 2006；32：318
（2） Balik M, Mokotedi MC, Maly M, et al：Pulmonary consolidation alters the ultrasound estimate of pleural fuid volume when considering chest drainage in patients on ECMO. Crit Care 2022；26：144

IV

A ライン

1 A ライン

1 Aライン

　Aラインは，臓側胸膜の多重反射によるアーチファクトです．このように，体表から胸膜までの距離と同間隔で高エコー域が認められます．閉塞性肺疾患などの肺自体が過膨張になる場合，Aラインがはっきりと描出される印象がありますが，かなり主観的な判断だと思います．加えて，過剰なPEEPかどうかをAラインの性状で評価できるかと考えましたが，有意義な結果は得られませんでした．

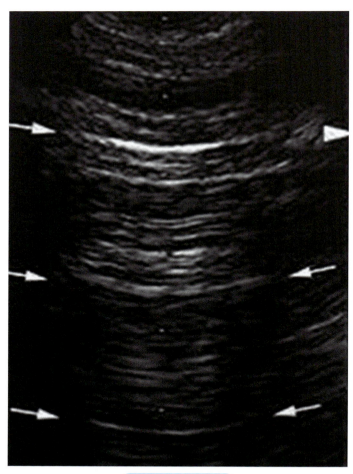

図16　Aライン
矢印のように，体表から胸膜までの距離と同間隔の高エコー域が臓側胸膜から繰り返し認められます．Aラインは，途中で途切れることのない線として描出されます．

Ａ ラインが見える場合，基本的に肺実質には液体成分を認めない状態ですので，両胸部ともに Ａ ラインを認める場合は，肺水腫などは除外できるという報告はあります．

■ 参考文献 ■

（1） Lichtenstein DA, Mezière GA, Lagoueyte JF, et al：A-lines and B-lines：lung ultrasound as a bedside tool for predicting pulmonary artery occlusion pressure in the critically ill. Chest 2009；136：1014-20

Ⅴ

Ｂライン

1　成　因

2　Ｂラインの形状に影響を及ぼすもの
　　～角度やプローベの種類～

3-1　Ｂラインと誤認するもの：Ｅライン

3-2　Ｂラインと誤認するもの：Ｚライン

4-1　Ｂラインには，多くの名付け親がいる
　　～用語の統一化～

4-2　幅で区別するＢライン

4-3　数で区別するＢライン

4-4　肋間との割合で区別するＢライン

4-5　集簇の程度で区別するＢライン

4-6　境界で区別するＢライン

5　Ｂラインの所見を共通認識にするには

6　Ｂラインの限界　～様々な病変を拾う～

1 成 因

　Bラインは，別名 comet tail, rocket tail とも呼ばれており，その名のとおり，臓側胸膜から画面の深部まで伸びる高エコーの直線です．

　Bラインを認める実際の機序は不明ですが，肺胞内に液体あるいは線維成分と空気が混在する時に描出されます．そのため，後述しますが，胸部CTで認める様々な画像所見がBラインとしか表現されないことが，肺エコーの限界の1つだと思います．

　Bラインの特徴は，以下の4つです．
・臓側胸膜から画面の深部まで伸びる裾広がりの高エコーの直線（皮下組織から出ているものや，途中で消失するものはBラインではない）．
・Lung sliding とともに揺れ動く（肺胞内のアーチファクトなので，呼吸とともに動く）．
・Aラインが見えなくなる（肺胞内が気体と液体で混在するため，Aラインが見えない）．
・正常人の30％で，1〜2本程度のBラインを認めることもある（特に背側で）．

V　Bライン

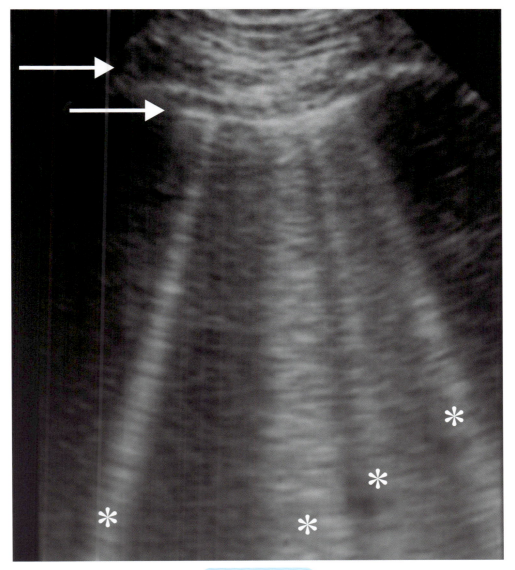

図17　Bライン

Bラインは，＊のように，胸膜から扇形に最深部まで伸びるもので，呼吸とともに左右に動くのが特徴です．時折，全体が白く，Bラインではないかと誤解する場合がありますが，その時は呼吸とともに動くかどうかがポイントです．

■　参考文献　■

（1）Picano E, Frassi F, Agricola E, et al：Ultrasound lung comets：a clinically useful sign of extravascular lung water. J Am Soc Echocadiogr 2006；19：356-63

2　Bラインの形状に影響を及ぼすもの　～角度やプローベの種類～

　以下の図（図18, 図19）を見てください．実は，同じ被験者に対して肺エコーを行っていますが，体表面とプローベの角度によって，Bラインの印象が違います．向かって，左から90度，45度ですが，Bラインの印象も大事な所見の1つ（後述）ですので，必ず体格に対して，垂直に当てることが重要です．特に，LR3, 4などの側胸部では，注意が必要です．

　また，コンベックスプローベとリニアプローベで，Bラインの幅が異なって描出されます．所見をつける時は，必ずプローベの種類も統一する必要があります．

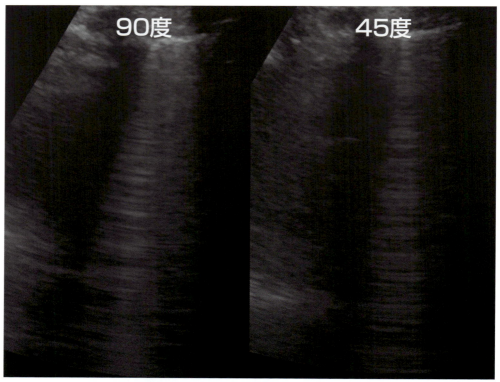

図18　体表面とプローベの角度の違いによるBラインへの影響
体表面とプローベの角度が異なると，Bラインの印象も様々に変化します．特に，側胸部は体位的に角度が鋭的になりやすいので注意してください．

Ⅴ　Ｂライン

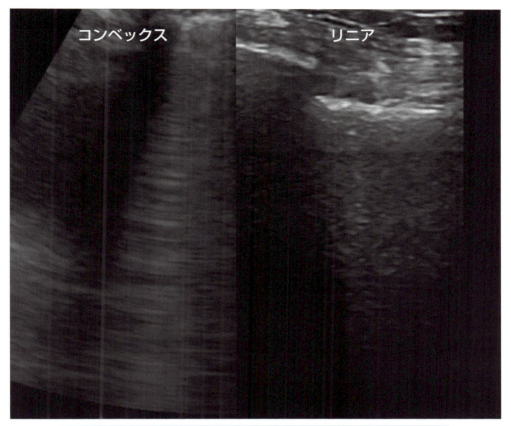

図19　コンベックスプローベとリニアプローベのＢラインへの影響

プローベにより，Ｂラインの幅に多少なりとも差が出ます．特に，胸膜病変の評価のためにリニアプローベを用いて肺実質の評価をすると，所見の差ができてしまうので注意してください．

■　参考文献　■

（１）Kameda T, Kamiyama N, Kobayashi H, et al：Ultrasonic B-line-like artifacts generated with simple experimental models provide clues to solve key issues in B-lines. Ultrasound Med Biol 2019；45：1617-26

3-1 Bラインと誤認するもの：Eライン

　Eラインとは，皮下気腫を認めている時に描出されるものです（図20＊）．一見，Bラインのように見えますが，実は胸膜（1本白矢印）からではなく，皮下から（2本白矢印）からビームが出ていることが特徴で，呼吸性変動も認めません．
　基本に立ち返り，bat signを確認することは重要です．

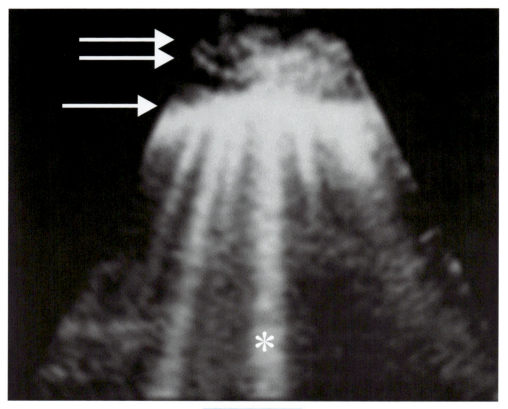

図20　Eライン

皮下から高エコー域が出ていることや，呼吸性に動かない点が最もBラインとは異なります．肺エコーをやり始めた時期は，よく誤解する所見の1つです．

■ 参考文献 ■

（1）Lichtenstein DA, Mezière G, Lascols N, et al：Ultrasound diagnosis of occult pneumothorax. Crit Care Med 2005；33：1231-8

3-2 Bラインと誤認するもの：Zライン

　肺エコー入門者に,「これは何ですか？ Bラインですか？」と尋ねられるのが, Zライン（図21の1本矢印）です. Zラインは, 肺エコーをしているとよく観察され, 実は80％程度に認めると報告されており, 臨床的意義はないとされています.

　Bラインとの違いは, Bラインの特徴であるAラインが消失していないことと, ビームの減衰があり, 画面の奥までビームが届かないという特徴があります. 特に, Bラインと隣接して, Zラインを認めることもあり, 誤った所見をつけてしまう恐れがあります.

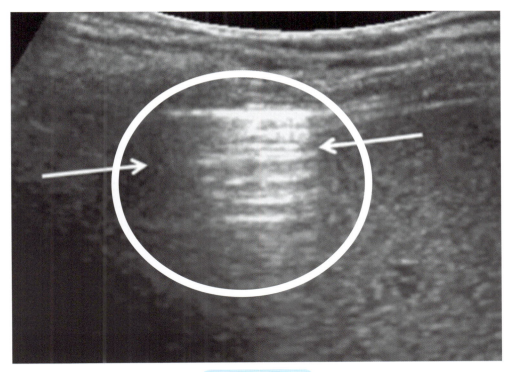

■ 図21　Zライン

Eラインとは異なり, 胸膜から高エコー域を認めることや呼吸性に動くというBラインの特徴を有していますが, 画面の深部まで届かないことが最も異なるポイントです. また, Bラインとは異なり, やや粗雑な印象があります.

■ 参考文献 ■

（1）Lichtenstein DA, Mezière G, Lascols N, et al：Ultrasound diagnosis of occult pneumothorax. Crit Care Med 2005；33：1231-8

4-1 Bラインには，多くの名付け親がいる 〜用語の統一化〜

　一言でBラインといっても，実は様々な修飾語がついている報告が多数あります．以前は，B7ラインやB3ラインといって，Bラインの間隔で名称を決めるものがありました．これは，B7ラインは成人の肺の小葉の間隔が7 mmであったため，Bラインの間隔が7 mmのものは小葉間壁の肥厚を示唆しており，3 mmのものは肺胞内の液体貯留を示唆しているというものでした．

　そのほかにも，Bライン自体の幅，1肋間における数，割合，集簇の程度，Bライン同士の境界が明瞭かどうかなど，様々な「〇〇Bライン」が登場しています．

　さらには，COVID-19の影響で，water fall signやlight beam Bラインなども登場しました．

　非常に主観的だと思いませんか？

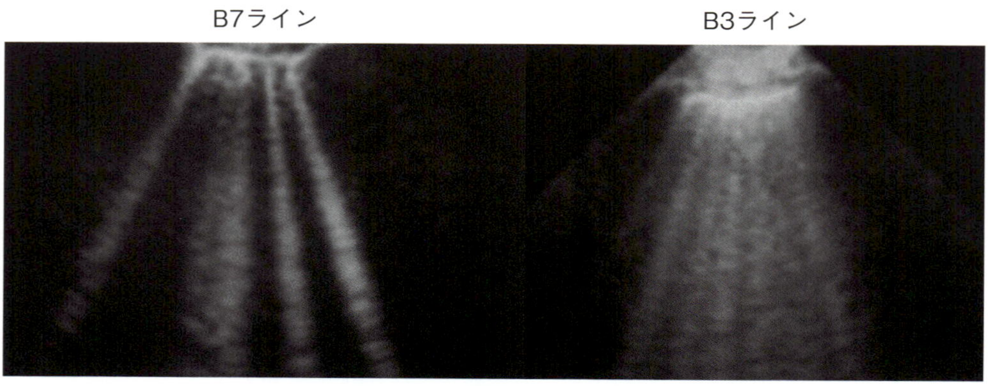

B7ライン　　　　　　　　　　　　　　　　　　B3ライン

図22　B7ラインとB3ライン

B7ラインはBラインの間隔が7 mm離れているものです．どのように計測するのか，私にはいまだにわかりません．当院では，multiple separate Bラインと所見をつけます．

■ 参考文献 ■

（1）Francisco MJ Neto, Rahal A Junior, Vieira FA, et al：Advances in lung ultrasound. Einstein 2016；14：443-8
（2）Volpicelli G, Gargani L：Sonographic signs and patterns of COVID-19 pneumonia. Ultrasound J 2020；12：22

今日まで，Bラインは，様々な視点から所見をつけられていますので，私見を含めながら整理します．

4-2 幅で区別するBライン

まず，幅ですが，通常のBラインは1肋間の1/10以下の幅しかありません．それが3本以上，つまりmultiple Bラインが融合したものをfused Bラインと呼びます．だいたい1肋間の1/10より太くなります．そして，1肋間全域にBラインが広がったものをwhite lung Bライン（あるいはwhite lung）と呼びます．Fused Bラインが融合したものと定義した報告もありますが，詳細はわかりません．

ちなみに，幅の評価は胸膜直下で行っています．というのも，肋間の幅を基準にしていることと，Bラインは深部にいくにつれ，扇型に広がっていくことがあるからです．

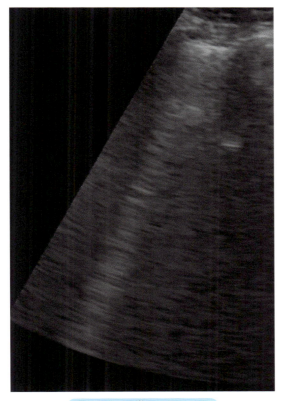

図23 通常のBライン
1肋間の1/10以下を占めるBラインです．1/10以下というものも判断が主観的なので，よく見慣れたBラインが該当する認識でもよいでしょう．

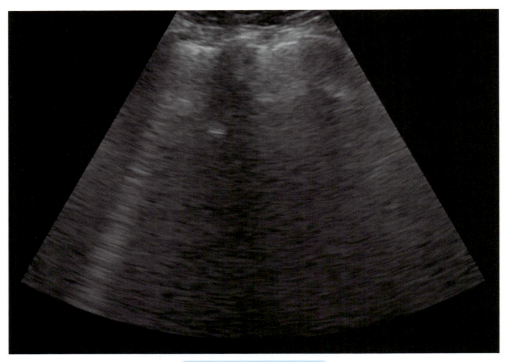

図24 fused B ライン

1 肋間の 1/10 より太い B ラインを fused B ラインと呼びます．1/10 以下というものも判断が主観的なので，よく見慣れた B ラインより太い時は，fused B ラインと認識するのでもよいでしょう．

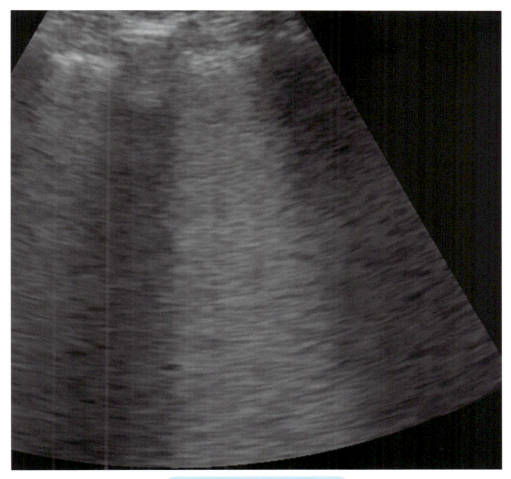

図25　white lung Bライン

1肋間全域に広がるBラインをwhite lung Bラインと呼びます．肋間全域にありながら，呼吸とともに動くというBラインの特徴も認めます．

4-3　数で区別するBライン

　正常人でも約30%程度で，通常のBライン（幅が1肋間の1/10以下）を認めることがあり，特に背中側で認めます．これは，既往に肺炎など何かしらの炎症性変化を反映しているものだと思います．ただし，1肋間に1～2本程度で，3本以上認めることはありません．そのため，1肋間で3本以上のBラインを認めた時は，病的意義があると考え，multiple Bラインと呼ばれます．

　ただし，個人的には，1肋間に3本以上認めても，病的意義がないこともあると考えています．この理由として，後述しますが，様々なCT画像の所見を，肺エコーではBラインとしか表現できないからです．

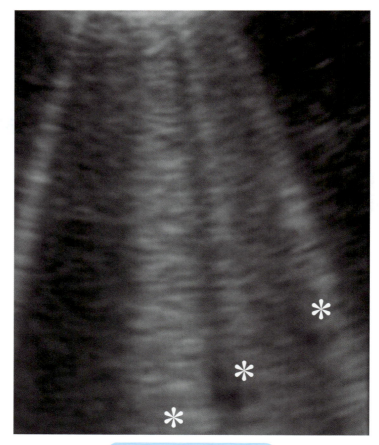

図26　multiple Bライン
1肋間に3本以上のBラインを認める時をmultiple Bラインと呼びます．この時のBラインは，幅などは無関係です．

4-4 肋間との割合で区別する B ライン

次に，1 肋間での B ラインが占める割合で区別する方法です．これは，B ライン自体の太さや数は無関係です．1 肋間の一部分のみに B ラインを認めるものを separate B ライン，肋間全域にあたり B ラインを認めるものを confluent B ラインと呼びます．

特殊なものとして，compact B ラインと呼ばれるものがあります．これは，肋間のみならず，肋骨の下にまで B ラインを認めるものですが，成人ではあまり認めません．主に，新生児期の胎便吸引症候群による ARDS の時に認めます．

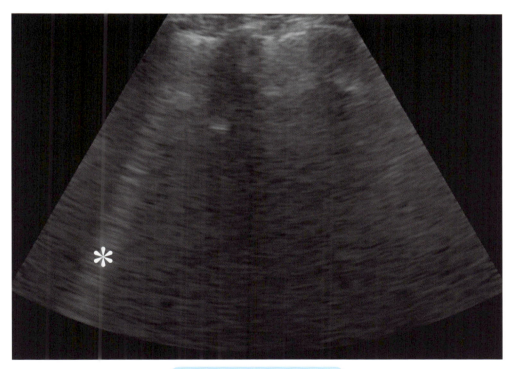

図 27　separate B ライン

1 肋間の一部分のみに B ラインを認めるものを separate B ラインと呼びます．一部分という表現はとても曖昧ですが，全域でなければすべて separate B ラインとしています．

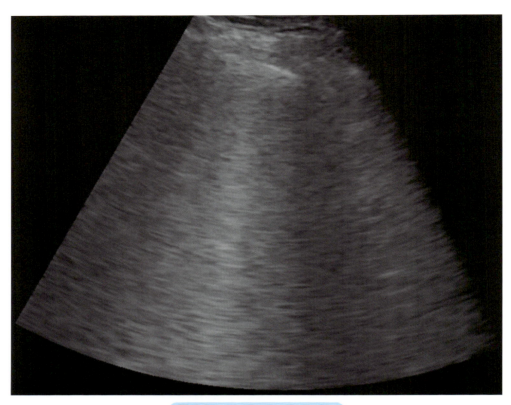

図28 confluent B ライン

一部分ではなく,肋間全域に B ラインを認めるものを confluent B ラインと呼びます.先ほどの幅の観点で示した white lung B ラインとは,エコー上は同一です.ただ,異なる視点から名称を付けただけです.

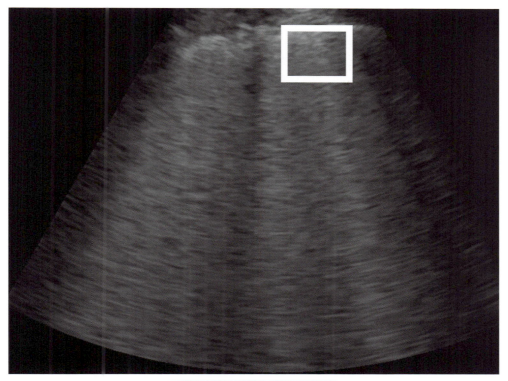

図 29　compact B ライン

B ラインが，肋間を超えて，肋骨の下にまで認めるものを compact B ラインと呼びます．一見，confluent B ラインに見えますが，bat sign で肋間の胸膜を確認すると，肋骨（白四角）の下にまで B ラインを認めます．

4-5　集簇の程度で区別するBライン

　肋間との割合で区別する方法と類似しているものとして，集簇の程度で区別する方法があります．Bラインが1肋間の一部分に集簇しているものを focal Bライン，1肋間の様々な部分に散在しているものを discrete Bライン，1肋間全域に隙間なくBラインが認められるものを confluent Bラインと呼びます．

　Confluent Bラインと呼ぶと，肋間との割合を評価したのか，集簇の程度で評価したのか区別できないこともありますが，意味合い的にはほぼ同義ですので，特に問題にはなりません．

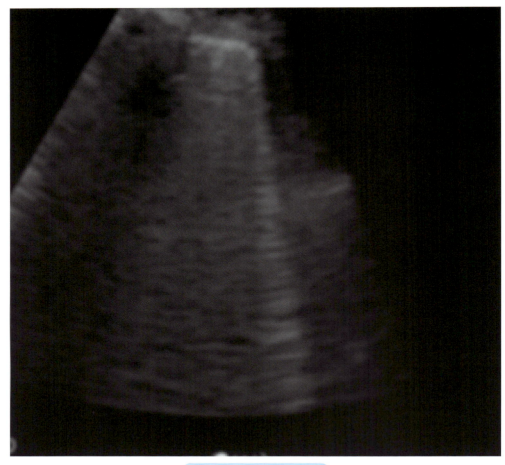

図30　focal Bライン
肋間の一部にBラインが集まっているものを focal Bラインと呼びます．

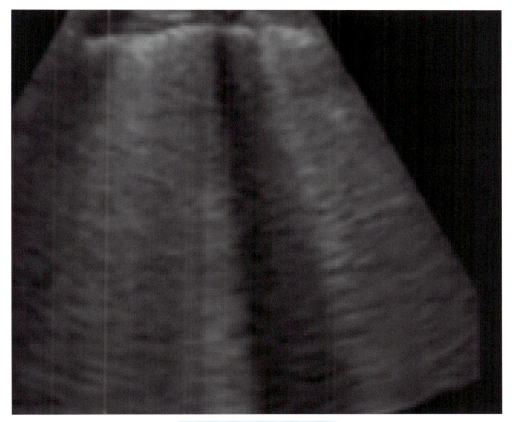

図31 discrete Bライン

1肋間の全域に散在しているBラインをdiscrete Bラインと呼びます．一様に認めているconfluent Bラインとは，Bライン1本1本が区別できるかで判別できます．

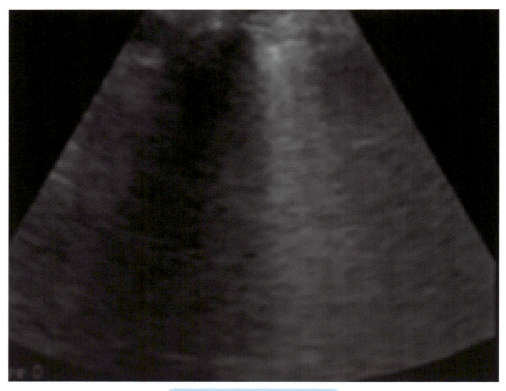

図32 confluent Bライン

1肋間の全域に，一様なエコー域のBラインを認める場合をconfluent Bラインと呼びます．Discrete Bラインとの性状の差を踏まえても，肋間の割合で区別するconfluent Bラインとほぼ同義であることがわかります．

4-6 境界で区別するBライン

4-1から4-5まで説明したBラインは，Bライン1本1本の境界が明瞭なため区別することができました．対して，境界が不明瞭なBラインを，coalescent Bラインと呼びます．一部の文献では，B2ラインと呼ばれ，その他のBライン，つまり，1本1本の境界が区別できるBラインをB1ラインと呼んでいるものもありますが，後述する肺血管外水分量の評価のことを考慮すると，coalescent Bラインと呼ぶほうがよいと考えます．

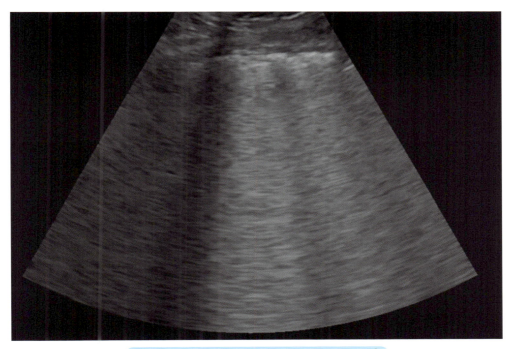

図33　coalescent Bライン（B2ライン）

このように濃淡があるBラインが集簇し，かつ，境界があいまいな場合をcoalescent Bラインと呼びます．White lung Bラインとの違いは，濃淡のあるBラインが集簇しているかどうかです．

5　Ｂラインの所見を共通認識にするには

　ここまで説明したとおり，様々な視点からＢラインを評価していることがわかります．これでは，臨床現場に支障が出ますので，解決策としては，ある程度所見を共通認識にする必要があります．

1　所見の記載を統一化　割合/局在？

　Ｂラインの性状を，数−幅−割合−局在−境界に分けて順に所見を記載します．

　例えば，3L　multiple（数）−fused（幅）−separate（割合）−focal（局在）−（境界）Ｂラインのような形で，それぞれの評価部位において，所見を記載します．

　こうすると，「3L には，3 本以上はあるけど，1 か所に集まっている，少し幅広のＢラインが観察されるんだな」と，所見の視覚化ができます．また，後述しますが，lung ultrasound score（LUS）を記載してもよいと思います（当院では，c LUS を使用しています）．また，肺エコーによる治療経過を評価することもできますが，ある程度詳細な評価が必要なため，少し時間を要するというデメリットがあります．

　自施設での肺エコーの所見記載例を供覧します．

　大事なことは所見の共通言語を作ることです．

1R　Ａライン　0 点

2R　Ａライン　0 点

3R　multiple confluent fused Ｂライン　2 点

4R　confluent coalescent Ｂライン　2 点

1L　multiple separate Ｂライン　1 点

2L　心臓と重なっている　0 点

3L　consolidation　3 点

4L　consolidation　3 点

（右胸部 zone 1・右胸部 zone 2・右胸部 zone 3・右胸部 zone 4・右胸部 zone 5・右胸部 zone 6・左胸部 zone 1・左胸部 zone 2・左胸部 zone 3・左胸部 zone 4・左胸部 zone 5・左胸部 zone 6 を，カルテ上は 1R・2R・3R・4R・5R・6R・1L・2L・3L・4L・5L・6L と記載しています．）

2 Lung ultrasound score

　もう1つの方法として，lung ultrasound score (LUS) に則った記載です．ここで紹介するのは，c LUS という方法です．もともと，LUS は，2012 年に提唱された肺エコーのスコアリングです．ある程度直感的にスコアリングできるため，評価時間の短縮になります．

　方法として，A ラインのみを 0 点，1 肋間において B ラインを 50% 未満しか認めない時を 1 点，50% 以上認める時を 2 点，consolidation を認める時を 3 点とする方法です．各部位の LUS の点数が病変の重症度と相関していると報告されています．また，LUS の合計点は，肺外水分量と相関していると報告されています．一方で，どのような B ラインを認めるか不明瞭になるという問題点があります．

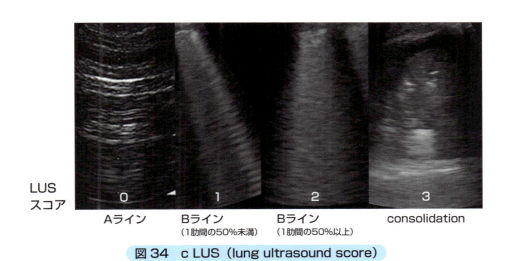

図 34 c LUS (lung ultrasound score)

■ 参考文献 ■

(1) Soummer A, Perbet S, Brisson H, et al：Ultrasound assessment of lung aeration loss during a successful weaning trial predicts postextubation distress. Crit Care Med 2012；40：2064-72

6　Bラインの限界　〜様々な病変を拾う〜

　前述しましたが，Bラインの最大の問題は，様々なCT所見をすべてBラインとして描出してしまう点です．図35は，COVID-19で認めるCT所見ですが，肺エコーで観察すると，すべてBラインとしか表現できません．Bラインの正確な発生機序は依然不明瞭なため，「このBラインならCTではこんな病変だ」というような1対1関係のものではありません．

　器質化などの回復期にある状態でも，肺エコーで観察すると，Bラインが明瞭に認められるため，何か新たなイベントが起きているのか，治療に失敗しているのかなど，悩ましい状況になることも少なくありません．つまり，肺エコーですべて把握できるかといわれると，限界があることは認識しておかなければなりません．

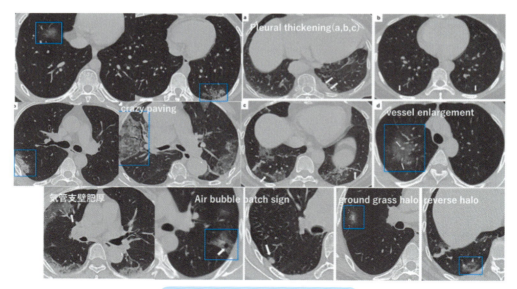

図35　様々なCT所見との対比

このように，疾患に特異的な画像所見でも，肺エコーではBラインとしてしか表現できないのは，肺エコーの最大の欠点でしょう．

VI

Consolidation

1　Consolidation とは？

2　体位変換による変化

3　Air bronchogram の種類

4　Dynamic air bronchogram

5　無気肺の種類

1 Consolidationとは？

　Consolidationとは，肺胞内が完全に何らかの物質に置換されている状態です．Consolidationの周辺は辺縁が不整になっており，shred sign（シュレッド），あるいは，tract signと呼ばれています．Consolidationの中央部は，白いぷつぷつしたようなものが散在しているエコー像が観察され，これをwhite spot，またはair bronchogramと呼びます．Consolidationが1 cm以下ならfractal sign，1 cm以上ならtissue like signとも呼ばれます．

　肺エコーによる肺炎の診断を報告した26論文のレビューをみると，肺炎の診断には，ほぼ全例がconsolidation，あるいはconsolidation＋Bラインを認めていることがわかりました．Consolidationの直下からBラインを認めるものは，water fall signと呼ばれています．

　では，consolidation＝肺炎なのでしょうか？

　実は違います．実は，肺炎だけでなく，無気肺もconsolidationを認めます．それでは，どうやって，無気肺と肺炎を区別するのでしょうか？（実は，肺腫瘍もconsolidationとして表現されます．）

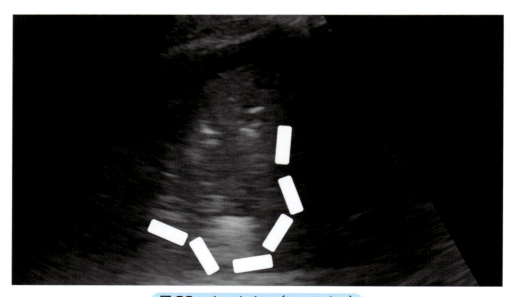

図36　shred sign（tract sign）
Consolidationの辺縁は不整に見えます．これをshred signといいます．
あくまで，主観的なものなので，認めないこともあります．

Ⅵ　Consolidation

■ 参考文献 ■

（1） Kameda T, Mizuma Y, Taniguchi H, et al：Point-of-care lung ultrasound for the assessment of pneumonia：a narrative review in the COVID-19 era. J Med Ultrason 2021；48：31-43

2 体位変換による変化

　無気肺は，喀痰貯留などにより気管枝が閉塞し，その結果，含気がなくなった状態です．そのため，体位変換などにより喀痰による閉塞が解除されると，肺胞内に今まで認めなかった空気が流入し，AラインあるいはBラインを認めます．
　一方で，肺炎は，肺胞内に粘稠な液体成分が貯留することにより，consolidationを呈するため，体位変換などにより肺エコー像が変化することはありません．

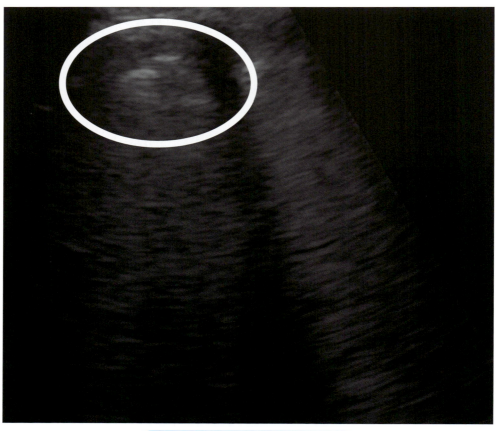

図37　体位変換前の肺エコー所見

Ⅵ　Consolidation

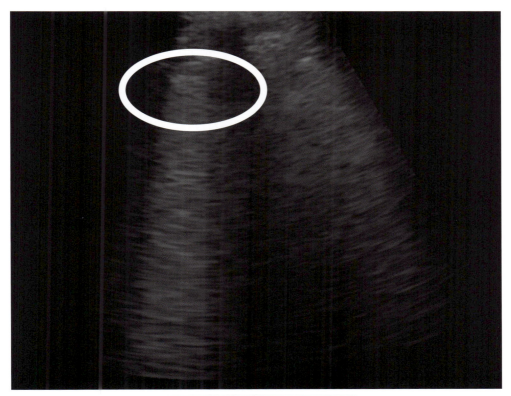

図 38　体位変換後の肺エコー所見

体位変換前には，胸膜直下に 1 cm 以内の consolidation を認めています（図 37 白丸）．体位変換後には，認めていた consolidation は消失しています（図 38 白丸）．このように体位変換で LUS が変化した際は無気肺のことが多いです．

3　Air bronchogram の種類

　胸部 CT では，air bronchogram を認めた場合，浸潤影の可能性が高いと判断できます．しかし，肺エコーでは，肺炎も無気肺も air bronchogram を認めることがあります．また，「air bronchogram 内の色調が白なら粘稠性が高いと考えられ，肺炎と評価，色調が黒なら粘稠性が低いと考えられ，無気肺と評価ができる」とありますが，実際にどの程度の正確性があるかは不明瞭です．

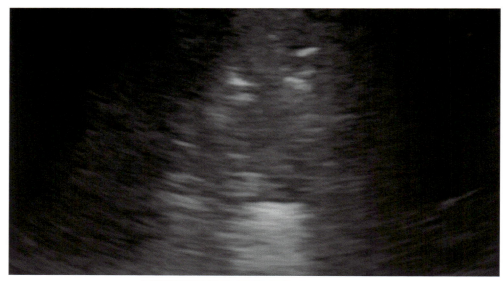

図 39　内腔が白い air bronchogram

Ⅵ　Consolidation

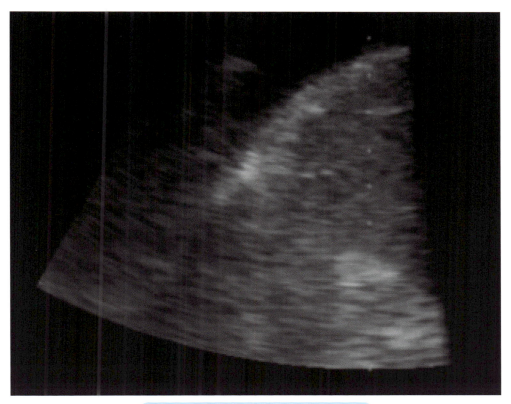

図40　内腔が黒い air bronchogram

Air bronchogram 内が白い時は肺炎，黒い時は無気肺の可能性があります．ただし，実臨床では，区別がつきにくい時もあり，また，どの程度正確性があるのかわかりませんので，他の所見と合わせて評価することが望ましいでしょう．

■　参考文献　■

（1）Lichtenstein DA, Lascols N, Mezière G, et al：Ultrasound diagnosis of alveolar consolidation in the critically ill. Intensive Care Med 2004；30：276-81

4　Dynamic air bronchogram

　最近では，air bronchogram 内の白いぶつぶつが呼吸とともに移動する，いわゆる dynamic air bronchogram が肺炎と無気肺の鑑別に有用で，無気肺では3％にしか認めないという報告があります．わかりやすい所見なので，肺炎と無気肺を鑑別できる最も有用な所見だと思います．

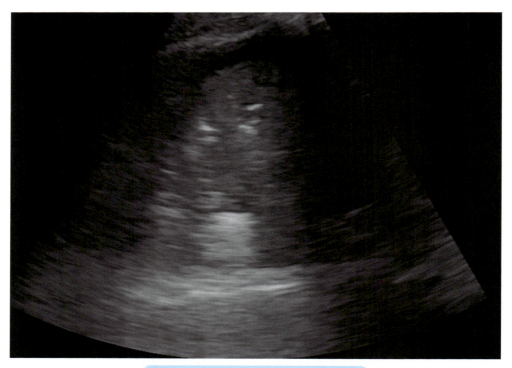

図41　dynamic air bronchogram

呼吸運動とともに，air bronchogram 内の白い物質が移動します．consolidation 全体も呼吸とともに動くので，認識しにくいかと思いますが，慣れれば最も鑑別に有用な所見です．

■ 参考文献 ■

（1）Haaksma ME, Smit JM, Heldeweg MLA, et al：Extended Lung Ultrasound to Differentiate Between Pneumonia and Atelectasis in Critically Ill Patients：a Diagnostic Accuracy Study. Crit Care Med 2022；50：750-9

VI Consolidation

5 無気肺の種類

　無気肺の中でも，圧迫性か閉塞性かで，肺エコーでの性状が異なるという報告があります．そもそも，無気肺は全体的に暗い印象です．

　しかし，全体的に組織自体が高輝度の点状の場合，胸水・腫瘍による圧迫性無気肺のことが多いです．一方で，組織自体が低輝度の点状の場合，痰や分泌物による閉塞性無気肺のことが多いと報告されています．

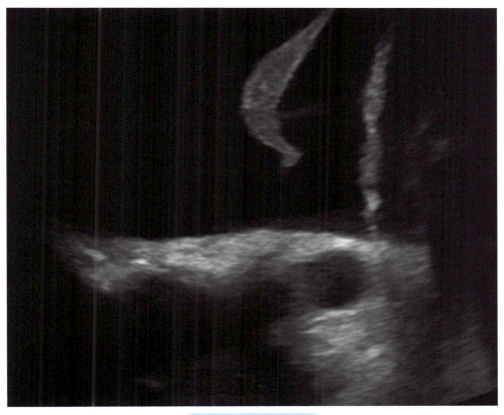

図 42　圧迫性無気肺
胸水や腫瘍による圧迫性無気肺の場合，肺実質全体が高エコー領域になることが多いです．

67

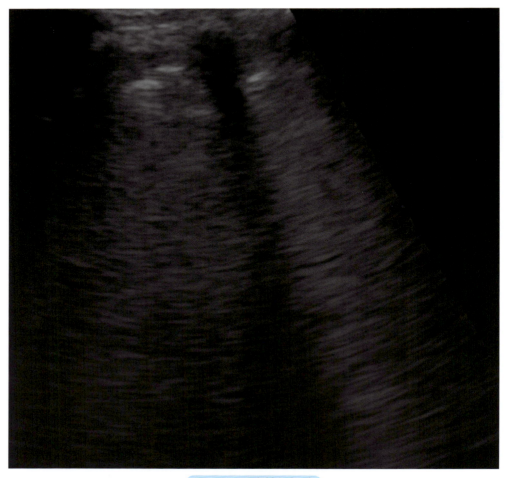

図 43　閉塞性無気肺
無気肺の中でも，痰や分泌物による閉塞の場合，全体に低輝度な consolidation となる傾向があります．

■ **参考文献** ■

（1）Lichtenstein DA, Lascols N, Mezière G, et al：Ultrasound diagnosis of alveolar consolidation in the critically ill. Intensive Care Med 2004；30：276-81

VII

現場への応用

1 肺エコーの注意点

2 肺エコーをどのように使用するか

3 LUS の活用

4 腹臥位の治療評価

5 ARDS における VILI・P-SILI 評価

6 肺エコーを日々の診療に落とし込む

ここまでで，肺エコーの原理，そして，所見などの説明をしてきました．
では，実際にどのように臨床で使用していくか，私見も含めて説明します．

1 肺エコーの注意点

1 CTの代用になるか
❶ エコー自体の問題点
　超音波を遮る物質を認めた場合，肺エコー自体が描出できません．モニターや術後のドレッシングは典型的です．自験例では，心嚢気腫や豊胸術後などの場合，超音波が肺に届かないため，何も所見を得ることができません．

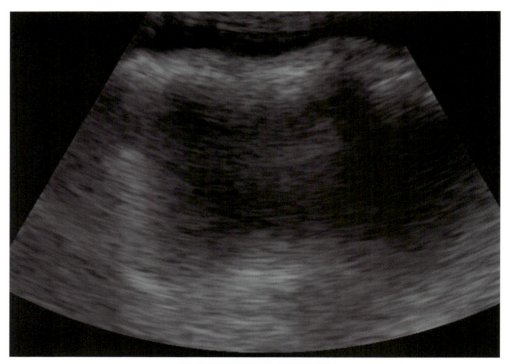

図44　豊胸時の肺エコー

このように豊胸に使用されるゼラチン物質の影響で，その部分は無エコー領域となっています．そのため，側胸部がメインの評価部位になります．

Ⅶ　現場への応用

❷　中心部が拾いにくい

前述したように，肺エコーの評価は，胸部 CT と比較して遜色ないものであると報告されていますが，実際はどうでしょうか？

まず，肺エコーを評価する部位から考えても，実は中心部の病変に対しては，あまり力を発揮できないのが実情です．例えば，軽度の肺水腫では，中心部陰影がメインのため，肺エコーではあまり所見を認めない時があります．

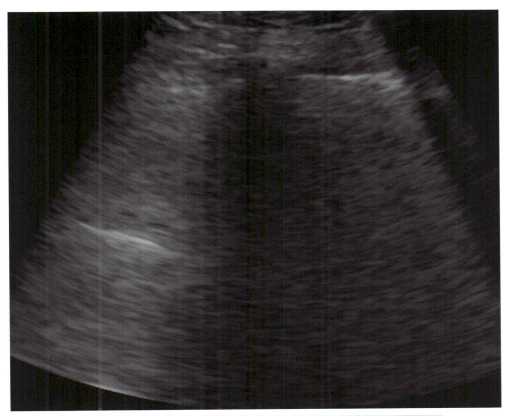

図 45　軽度肺水腫時の肺エコー　右胸部 zone1（WINFOCUS）

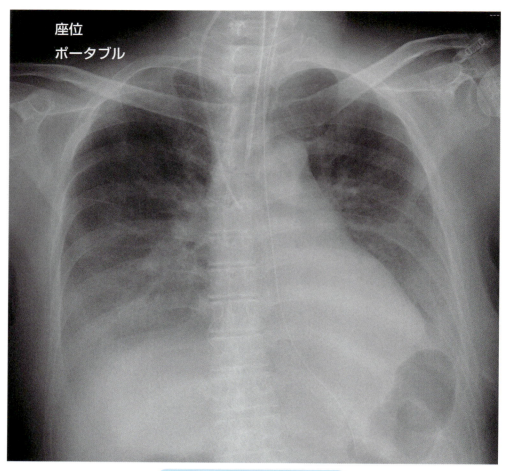

図 46　同時期の胸部 X 線写真

胸部 X 線写真（図 45）では肺うっ血だとわかりますが，肺エコーではあまり所見を認めません．体表面からしか検査できないため，肺エコーの限界の 1 つでしょう．

❸ 評価できていない区域がある

次に，WINFOCUS の評価部位を例に考えます．

右肺では zone 1 は上葉の S3，zone 2 は中葉の S5，zone 3 は上葉の S3，zone 4 は S4，zone 5 は上葉の S1，S2，zone 6 は下葉の S6，10 を評価しています．

左肺では，zone 1，3 は上葉の S3，zone 2，4 は舌区の S4，5，zone 5 は上葉の S1＋2，zone 6 は下葉の S6，10 を評価しています．

特に，肺尖部や下葉は評価できていないことがわかります．また，背側の 5，6 は，忙しそうにしている看護師を引き留めて，「せっかく体交（体位変換）してくれたところ悪いんだけど，反対に向けてくれる？」などと言ったら，背側の肺エコーの評価ができても，ICU での評判は落ちますね…

そして，体型は性差，個人差もあります．心臓により評価できないこともあります．

つまり，肺エコーは，肺全体の評価をできていない可能性がありますので，注意をしてください．

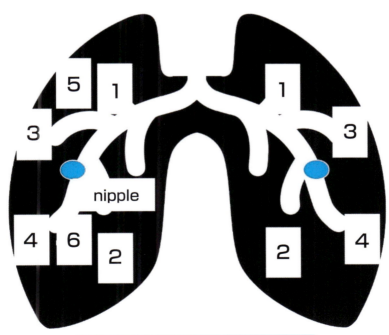

図 47 肺の模型とエコー評価部位の位置

肺の模型に肺エコーの各 zone を反映しました．図からもわかるように，肺エコーは肺全体の一部分の評価しかしていません．

そのため，肺エコーで「所見がない＝肺は問題ない」と考えるのは，少し早計です．

❹ 様々な病変がBライン

Bラインのところで説明しましたが，CT的には特徴的なhalo signなど様々な所見を，肺エコーでは，すべてBラインとして表現されるという弱点があります．

また，下図を見てもらってもわかるように，こういう病変だから，こういうBラインになるというCTとの対比が依然わかっていません．ただし，Bラインの成因は，空気と液体の混合であることからも，Bラインの合計点は重症度や肺血管外水分量との相関があることはわかっています．もしかしたら，Bラインの1つ1つの所見は，何かしらの意味があるかもしれませんので，現状ではわからないとしても，CTとは違った観点で評価すべきだと思います．

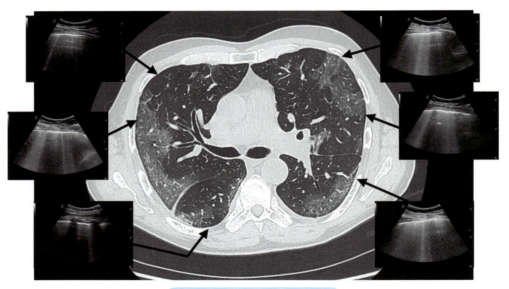

図48　BラインとCT画像

CTでは同じすりガラス陰影でも，肺エコーでは異なるBラインを認めることがあります．Bラインの詳細な成因がわかれば，肺組織に生じたミクロな病態の把握に繋がるのかもしれません．

2　肺エコーをどのように使用するか

1　胸膜病変を肺エコーで鑑別

　前述したように，胸膜の肺エコー所見である lung sliding, lung pulse, lung point を上手に用いることで，鑑別を絞り込むことができます．

　復習になりますが，lung sliding は実際に肺が動いているかどうかを，胸膜の動きという間接的なもので評価したものです．つまり，lung sliding を認めないということは，肺自体の換気がない，あるいは評価している部位は換気されていないということになります．

　次に，lung pulse は，壁側胸膜と臓側胸膜の間に液体や空気などがあると消失します．Lung sliding, lung pulse のどちらもなければ肺の外，胸腔の問題になります．あとは，lung point の有無で，気胸か胸水か判別ができます．ただ，前述したように，lung point は見逃しも多いので，注意してください．

　前述したように，lung sliding がない時，Mモードでは stratosphere sign に似た肺エコー像になりますので，lung pulse の有無はBモードでの評価となりますが，不明瞭なこともあります．

　また，少量の胸水（胸膜直下胸水のような）の場合，lung pulse は消失しますが，lung sliding を認める肺エコー像を認めますので注意してください（図11）．

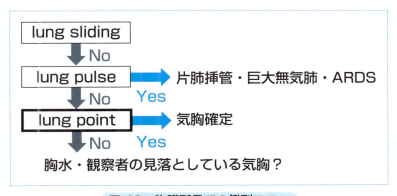

図49　胸膜所見での鑑別フロー

実際の症例を提示します.

挿管人工呼吸器管理をしていた症例の酸素化が悪化しました. そのため, 肺エコーでの評価をしたところ, R3, R4 に lung sliding を認めず, lung pulse を認めるというものでした. また, R3, R4 に下記のような consolidation を認めており, dynamic air bronchogram を認めませんでした. 以上より, 喀痰閉塞による無気肺と判断し, 気管支鏡を施行したところ, 右下葉枝の喀痰閉塞を認め, 吸引したところ consolidation は改善, 酸素化も徐々に改善しました. この症例のように, lung sliding を認めず, lung pulse を認めた場合, 無気肺や ARDS, 片肺挿管により含気が著しく悪化した状態と考えられます.

Ⅶ 現場への応用

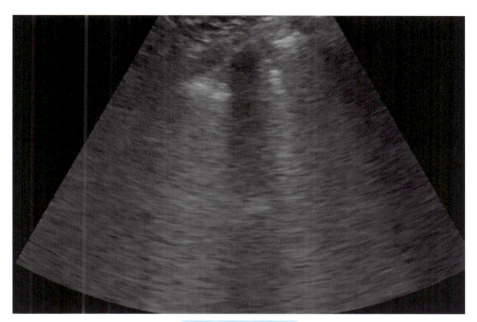

図50　気管支鏡前

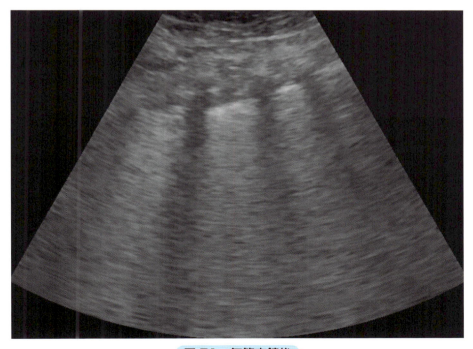

図51　気管支鏡後

気管支鏡前では consolidation を認めていましたが，気管支鏡後には，A ラインに変化しています．肺エコーではこのようにリアルタイムで変化を認めることがあります．

2 肺病変をエコーで鑑別

肺エコーだけで，肺病変を鑑別診断するのは，正直難しいと思います．下記の表は，様々な疾患の肺エコー所見をまとめていますが，肺エコーだけで診断できたことは，あまりありません．

そもそも，肺エコーのみで評価できるのは，気胸，胸水，無気肺，浸潤影です．

例えば，Bライン＋αで，「これは○○肺炎だ！」との診断は難しいと思います．その理由として，前述したように，様々な肺病変がBラインとしてしか表現できないことにあります．また，肺うっ血は，両側にBラインがあるなどといわれていますが，中心部の病変は評価できないこと，両側に対称性に所見が出ないこともあるからです．

最近では，心原性肺水腫とそれ以外，つまり，非心原性の間質症候群の鑑別に胸膜病変の評価を組み入れるとよいという報告もあります．

表2 代表的肺疾患の肺エコー的な違い

	COVID-19	肺水腫	細菌性肺炎	ARDS
Bライン	斑状で不均一 癒合傾向	両側に対称的	斑状で不均一	斑状で不均一 癒合傾向
胸 膜	不整 断続的	整	整	不整 断続的
浸潤影	小さい浸潤影が多発	認めない	一部のみに認める	大小の浸潤影が多発
胸 水	含気の低下した肺周囲に認める	両側に認める	稀	大量胸水は稀

■ 参考文献 ■

（1）Heldeweg MLA, Smit MR, Kramer-Elliott SR, et al：Lung ultrasound signs to diagnose and discriminate interstitial syndromes in ICU patients：a diagnostic accuracy study in two cohorts. Crit Care Med 2022；50：1607-17

3 LUSの活用

1 肺血管外水分量と含気量

前述したように，lung ultrasound score（LUS）を算出する意味合いは，所見の客観性を持たせること以外にも，様々な報告があります．

LUSと肺血管外水分量との間には，正の相関があることは以前より報告されています．これは，Bラインは気体と液体など何らかの物質による混在であること，consolidationは肺胞内の液体貯留であることからも，その合計点であるLUSが高いことが，肺血管外水分量が多いことに結びつきます．

2 どのようにLUSを評価するか

ただ，ここで1つ問題があります．

実は，LUSの評価方法については，以下のように様々な算出方法があります．ただし，おおむね，Aラインのみか，正常範囲内のBラインなら0点，Bラインが1肋間あたり50％未満しか占めていない場合を1点，1肋間あたり50％以上占める場合を2点としています．Consolidationに関しては，評価していないLUSもあります．

❶ c LUS

1肋間でBラインの有無，Bラインの占める割合，consolidationの有無でスコアリングする方法です．よく使用されるLUSの1つで，論文報告にも多用されています．

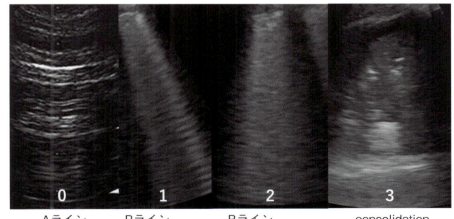

図52 c LUS

❷ n LUS

1肋間に認めるBラインの数と幅から，Bラインの数を算出する方法です．非常に煩雑で，到底臨床向きとはいえず，LUSを自動的に評価する機能がついているものは，n LUS で評価しています．

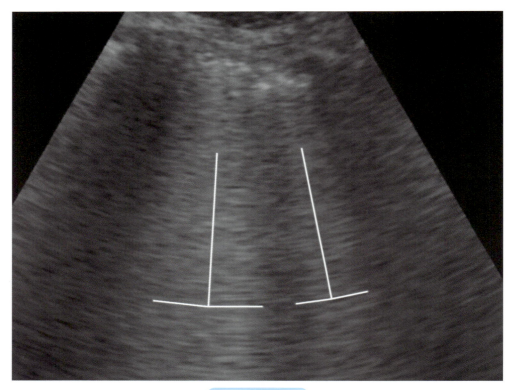

図53 n LUS

1肋間に2本のBラインがあります．これらのBラインの幅を考慮して，1肋間にあるBラインの数を算出するやり方です．

❸ % LUS

1肋間を10等分にし，Bラインがどの程度占めているかを評価する方法です．n LUS との違いは，あくまで B ラインの幅を見ている点です．

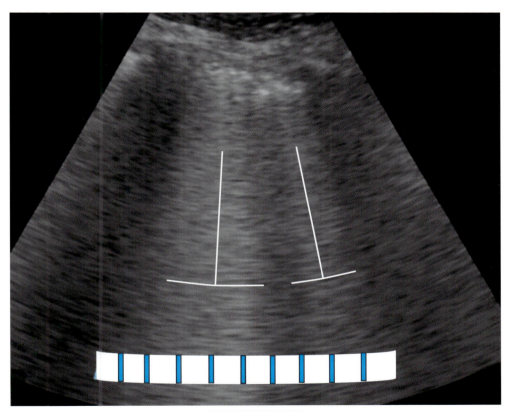

図54 % LUS

❹ q LUS

1肋間で coalescent B ラインを認めない，あるいは 50% 未満しか占めていない時は 1 点，50% 以上占めている時は 2 点と算出する方法です．図 55 では 50% 以上占めているので 2 点です．

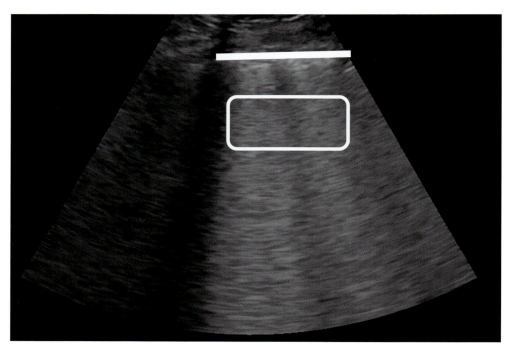

図 55　q LUS

❺ Q LUS

研究レベルで，AI で 1 肋間における B ラインが占める割合を自動測定します．

では，どの評価方法が，臨床に適しているのでしょうか？

客観性という意味合いでは，機械による Q LUS が最も相関性が高いと報告されています．しかし，相関性と実臨床の手軽さと客観性を加味すると，q LUS あるいは，% LUS が適しています．Auto LUS 機能があるなら，AI により客観性が維持できるとされています．

ただし，c LUS 以外は consolidation を評価する対象から除外しています．そのため，肺病変の重症度を評価するという観点では，consolidation も評価する c LUS が最も妥当かもしれません．肺病変，特に肺血管外水分量の変化を評価するという観点では，q LUS，% LUS が妥当かもしれません（表 3）．

表 3　LUS まとめ（評価方法の比較）

種　類	評価方法	長　所	短　所	使用用途
c LUS	1 肋間の B ラインの割合	consolidation を評価	主観的	初期評価・重症度 P-SILI 評価（consolidation）
n LUS	1 肋間の B ラインの数と割合	数と割合で客観性を担保	評価方法が煩雑	
% LUS	1 肋間の B ラインの割合	直感的に評価	主観的	肺血管外水分量評価 P-SILI 評価
q LUS	coalescent B ラインの割合	B ラインでも coalescent B ラインのみ評価		肺血管外水分量評価 P-SILI 評価
Q LUS	AI における自動測定	最も客観的	評価方法が研究	

■ 参考文献 ■

（1）Arntfield R, VanBerlo B, Alaifan T, et al：Development of a convolutional neural network to differentiate among the etiology of similar appearing pathological B lines on lung ultrasound：a deep learning study. BMJ Open 2021；11：e045120

（2）Gargani L：Lung ultrasound：a new tool for the cardiologist. Cardiovasc Ultrasound 2011；9：6

（3）Brusasco C, Santori G, Bruzzo E, et al：Quantitative lung ultrasonography：a putative new algorithm for automatic detection and quantification of B-lines. Crit Care 2019；23：288

（4）Faucoz O, Standarovski D, Aguersif A, et al：Moving beyond the lines：lung ultrasound pixel-wise computer-assisted analysis for critically ill patients. Crit Care 2023；27：68

3 自動 LUS 評価機能

このように様々な方法がありますが，どれも主観的と言わざるをえません．

その解決方法として，自動的に LUS を算出するエコー機器があります．LUS の評価方法は，n LUS です．この場合，主観性が除外されるので，客観性が担保されます．ただし，どのメーカーのエコー機器にも付いているわけではないことがネックになります．また，前述したように，肺水分量と相関性がやや乏しいこと，consolidation が評価されないなどの問題もあります（図 56，図 57）．

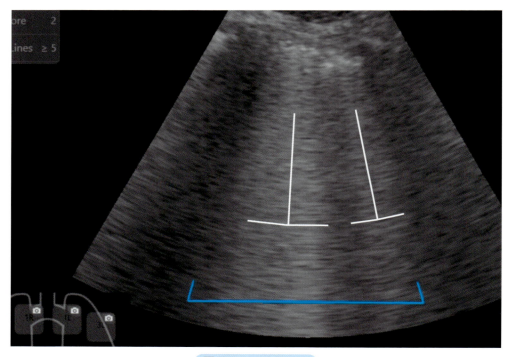

図 56　auto LUS

自動的に B ラインの本数，幅を計算し，各部位での LUS を算出し，画面左上に表示されます（ここでは LUS 2 と算出されています）．

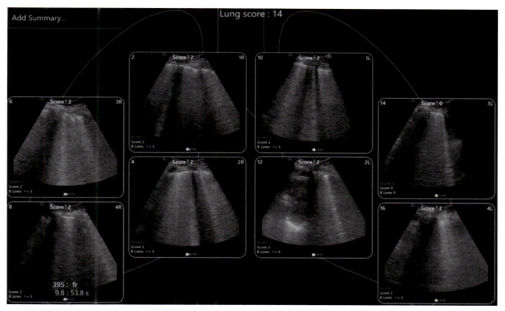

図57 自動 LUS 評価機能

各部位の LUS を自動的に n LUS で評価，保存する機能が付属しているエコー機器があります．

4　LUS の活用

　LUS には，今現在の肺の水分量，重症度を評価する意味合い以外にも，治療の反応性を評価する報告もあります．例えば，人工呼吸器設定の PEEP を増加させる前後で，LUS が 8 点以上減少した場合，PEEP により肺胞の容積が 600 mL 以上開放されていると報告されています．そのほかにも，利尿の検討材料として LUS の評価を用いたという報告もあります．当院では，その中でも，腹臥位の治療評価，P-SILI（patient self-inflicted lung injury，自発呼吸関連肺傷害）のモニタリングに LUS を使用しています．

■　参考文献　■

（1）Bouhemad B, Brisson H, Le-Guen M, et al：Bedside ultrasound assessment of positive end-expiratory pressure-induced lung recruitment. Am J Respir Crit Care Med 2011；183：341-7
（2）Heldeweg MLA, Vermue L, Kant M, et al：The impact of lung ultrasound on clinical-decision making across departments：a systematic review. Ultrasound J 2022；14：5

4 腹臥位の治療評価

腹臥位の治療評価を LUS で行うという報告もあります.

そもそも，腹臥位の適応は，PaO_2/FiO_2 ratio≦200 であるため，逆に 200 以上まで改善した場合は，一度腹臥位にせずに経過をみるという方針になると思います.

それでは，VV ECMO の時はどうでしょうか？　そもそも，PaO_2/FiO_2 ratio の計算自体あまり意味合いがないため，腹臥位をいつまで行うかという点で，判断に困ることがあると思います．その 1 つの判断材料として，肺エコーを検討してください.

では，どのように評価すべきでしょうか？

LUS の変化を評価している報告があり，LUS 10 点以上変化した場合，500 mL 以上の肺胞が開放されるといわれています．ただし，実際は，LUS の変化と酸素化改善は相関しないことがあることもわかっています.

別の報告として，肺エコーの所見の変化が重要だといわれて，coalescent B ラインが A ラインに変化，あるいは consolidation が A ライン，あるいは multiple B ラインに変化する所見が重要だといわれています．特に，B ラインから A ラインに変化した場合は，その後，仰臥位に体位変換しても，また虚脱することは少ない印象です.

当施設では，腹臥位直後から腹臥位終了間際の間で，肺エコーの所見が上記のような改善を認める時は，まだ開放できる肺胞があり，腹臥位の意義があると判断し継続としています．それに対して，肺エコー所見に変化がない時は，腹臥位を施行した回数や皮膚トラブルなどを勘案し，腹臥位による治療効果が出るかを慎重に見極めるようにしています（図 58，図 59，図 60）.

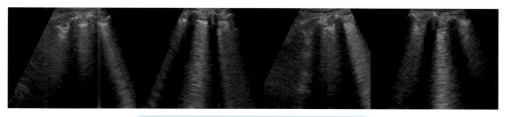

図58　腹臥位前（R6・R5・L5・L6）

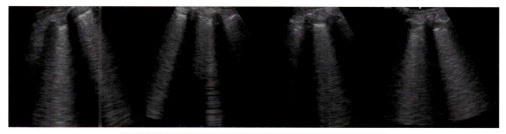

図59　腹臥位3時間後（R6・R5・L5・L6）

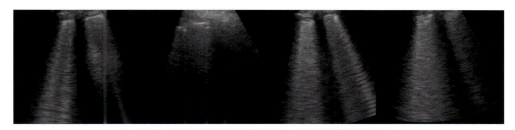

図60　腹臥位12時間後（R6・R5・L5・L6）

腹臥位前では，全体的にconsolidationが目立ちます．その後，腹臥位を行うことで，R6，L5はBラインに変化，R5はAラインに変化しています．
（6R・5R・5L・6L）＝（右胸部zone 6・右胸部zone 5・左胸部zone 5・左胸部zone 6，WINFOCUS）．

■ 参考文献 ■

（1）Rousset D, Sarton B, Riu B, et al：Bedside ultrasound monitoring of prone position induced lung inflation. Intensive Care Med 2021；47：626-8
（2）Haddam M, Zieleskiewicz L, Perbet S, et al：Lung ultrasonography for assessment of oxygenation response to prone position ventilation in ARDS. Intensive Care Med 2016；42：1546-56

5　ARDSにおけるVILI・P-SILI評価

　前任地のCOVID-19診療で，HFNC（high-flow nasal cannula，高流量鼻カニュラ）あるいは挿管人工呼吸器管理が必要となった症例，246例の肺エコーの所見をまとめて報告しました．

　その内容は，P-SILIなどの自発呼吸関連肺傷害を，ある程度LUSの変化で評価できるというものです．これは，HFNCの際も同様な結果を得られています（図61）．

　ARDS診療を行っている時，どの程度の自発呼吸を出していいのか，判断に悩む時があります．その際，肺エコーで連日評価し，Bライン増大があれば，P-SILIにより肺傷害を生じていると判断し，より一層の吸気努力の制御を行う判断にしていました（図62，図63，図64，図65）．

　特に，COVID-19では，著明な吸気努力を制御するため，筋弛緩の持続静脈注射を余儀なくされました．そのため，筋弛緩薬の持続静注を中止し，自発呼吸を許容してよいのかなどの評価などに使用できると考えています．

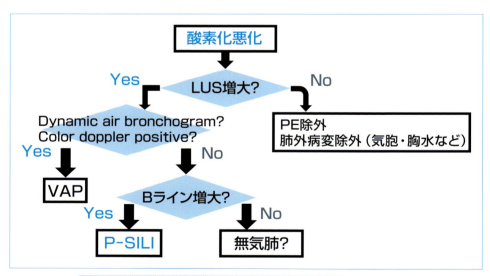

図61　酸素化悪化時の肺エコーによる評価フローチャート

PE（pulmonary embolism）：肺塞栓症，VAP（ventilator-associated pneumonia）：人工呼吸器関連肺炎．

つまり，ARDSにおいて，HFNC，挿管人工呼吸器管理で自発呼吸がある場合，Bラインの増大を認めた時は，吸気努力の制御が不十分であると判断でき，酸素化が悪化する前に予知できる可能性があります．

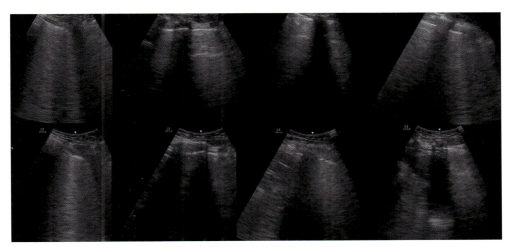

図 62　P-SILI のモニタリング

HFNC 開始 2 日後（上段 3R・1R・1L・3L／下段 4R・2R・2L・4L）

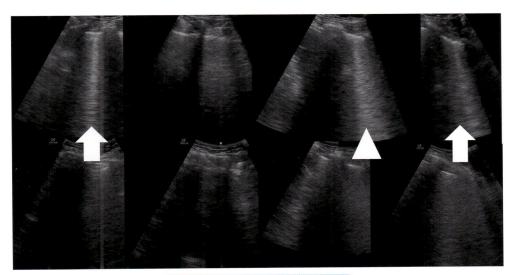

図 63　P-SILI のモニタリング

HFNC 開始 6 日後（上段 3R・1R・1L・3L／下段 4R・2R・2L・4L）
HFNC 開始 2 日後と比較して，開始 6 日後には，1L において，新規の B ラインを認めています（矢頭）．また，3R, 3L での B ラインが fused B ラインに変化しています（矢印）．(3R・1R・1L・3L／4R・2R・2L・4L)＝（右胸部 zone 3・右胸部 zone 1・左胸部 zone 1・左胸部 zone 3／右胸部 zone 4・右胸部 zone 2・左胸部 zone 2・左胸部 zone 4, WINFOCUS）．

それでは，治療が奏効している際，肺エコーがいち早くとらえることができるでしょうか？

　当初，自験例では，治療成功例，つまり抜管可能であった症例は，Bラインが徐々に減少する傾向があると考えました．しかし，ある程度症例数を検討したところ，実際はさほどBラインの変化を認めない症例も散見されました．これは，肺病変の治癒過程である器質化などもBラインとしてとらえてしまうからだと考えられます．

　結論として，1つのモニタリングとしては，十分使用可能と判断し，現在もARDSの治療効果の1つの目安として，自発呼吸をどこまで出していいのかという判断材料に使用しています．

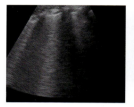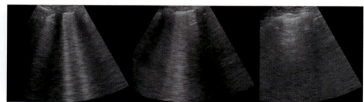

図64　挿管人工呼吸器管理1日目（3R・1R・1L・3L）

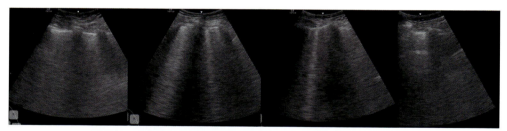

図65　挿管人工呼吸器管理5日目（3R・1R・1L・3L）

1日目に前胸部を中心に認めていたconfluent fused Bライン（図64）は，5日目には，separate Bラインに変化しています．また，右側胸部のBラインも消失しています（図65）．
（3R・1R・1L・3L）＝（右胸部 zone 3・右胸部 zone 1・左胸部 zone 1・左胸部 zone 3, WINFOCUS）．

6　肺エコーを日々の診療に落とし込む

ここまで，様々な肺エコーの原理，基本所見，臨床応用について説明してきました．では，日々の診療にどのように組み込んでいるか，自施設の診療を例に説明します．

挿管人工呼吸器管理を施行している症例でも，連日の胸部X線写真撮影は原則行いません．ただし，肺うっ血の評価，気胸の経時的変化など肺エコーでは見逃しやすいものは，X線写真で補填しています．

自施設では，朝の全体回診の後，ICU担当医が各ベッドで身体診察をした後，心エコー，肺エコー，DVTエコーを行います．看護師の清拭と重なることもあり，また，体位変換直後に訪室することもありますので，基本的には体位変換せず，そのままの体勢で診察，エコー評価もしています．おおよそ，1人10分程度の診察を行っています．

また，必ず，肺エコーの結果は保存しており，前日との比較ができるようにしています．

レジデントがする際は，近くで一緒に所見を確認し，その都度フィードバックします．

今後は看護師やCE（clinical engineer，臨床工学技士）などにも広まればと考えています．

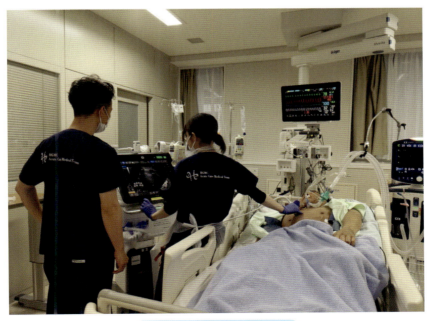

図66　ICU回診の一風景

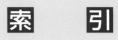

索　引

●和　文

か行

吸気努力　*28*
急性呼吸促迫症候群　*11*
胸膜　*28*
コンベックス　*18*

さ行

自発呼吸関連肺傷害　*85*
修正 BLUE プロトコール　*16*
セクタ　*18*

は行

バーコードサイン　*22*
肺血管外水分量　*79*
腹臥位　*85, 86*

ま行

無気肺　*76*

ら行

リニア　*18*

●欧文で始まる語

A

A ライン　*34, 43, 86*
air bronchogram　*60*
ARDS（acute respiratory distress syndrome, 急性呼吸促迫症候群）　*11, 49, 76, 88*
Auto LUS　*83*

B

B ライン　*38, 43*
B3 ライン　*44*
B7 ライン　*44*
bat sign　*19, 42*
BLUE（bedside lung ultrasound in emergency）protocol（プロトコール）　*10, 15*

C

c LUS　*79, 83*
coalescent B ライン　*30, 55, 82, 86*
comet tail　*38*
comet tail artifact　*28*
compact B ライン　*49, 51*
confluent B ライン　*49, 50, 52, 54*
consolidation　*30, 57, 60, 83, 86*
COVID-19　*28, 88*

D

discrete B ライン　*52, 53*
dynamic air bronchogram　*66*

E

E ライン　*42*
E-FAST　*11*

F

FAST　*11*
focal B ライン　*52*
fractal sign　*60*
fused B ライン　*45, 46*

L

light beam B　*44*

lung point　*26, 75*
lung pulse　*24, 75*
lung sliding　*22, 38, 75*
lung ultrasound score（LUS）　*57*

M

multiple B ライン　*48, 86*

N

n LUS　*80, 84*
nearly stratosphere sign　*25*

P

P-SILI（patient self-inflicted lung
　injury，自発呼吸関連肺傷害）　*85, 88*
P-SILI 評価　*83*
PLAPS point　*16*
point of care ultrasonography（POCUS）
　11

Q

Q LUS　*83*
q LUS　*82, 83*

R

rocket tail　*38*

S

seashore sign　*22*
separate B ライン　*49*
shred sign　*60*
spine sign　*30*
stratosphere sign　*22*
subpleural consolidation　*28*

T

tissue like sign　*60*

U

USabcd（Focused lung ultrasound）　*17*

W

water fall sign　*44, 60*
white lung　*45*
white lung B ライン　*45, 47, 50*
white spot　*60*
WINFOCUS　*14*

Z

Z ライン　*43*

●記号で始まる語

%LUS　*81, 83*

著者プロフィール

清水　裕章（しみず　ひろあき）

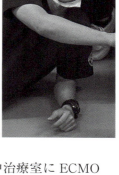

略歴
1982 年 7 月 25 日生まれ
2008 年 3 月　　鳥取大学医学部医学科 卒業
2008 年 4 月　　岡山中央病院初期研修プログラム 入職
2010 年 4 月　　岡山赤十字病院　脳神経外科後期研修
　　　　　　　　プログラム 入職
2013 年 4 月　　洛和会音羽病院救急科
2017 年 4 月　　兵庫県立加古川医療センター救急科
（2020 年 12 月～2021 年 2 月　日本医科大学付属病院外科系集中治療室に ECMO
　　　　　　　　研修で国内留学）
2022 年 5 月　　兵庫県立はりま姫路総合医療センター 救急科 副センター長
　　　　　　　　現在に至る

所属学会
日本救急医学会，日本集中治療医学会，日本脳神経外科学会，日本脳神経外傷学会，日本脳卒中学会，日本中毒学会，日本呼吸療法医学会

専門医
救急科専門医，集中治療科専門医，クリニカル・トキシコロジスト，脳神経外科専門医，脳卒中専門医 取得

さぁ，肺エコーを手に取ろう
肺エコーは最強の武器である

2024 年 10 月 25 日　第 1 版第 1 刷 ©

著　　　者　清水裕章
発　行　人　永田彰久
発　行　所　株式会社シービーアール
　　　　　　東京都文京区本郷 3-32-6　〒 113-0033
　　　　　　☎ (03) 5840-7561（代）Fax (03) 3816-5630
　　　　　　E-mail／sales-info@cbr-pub.com
　　　　　　ISBN 978-4-911108-52-9　C3047
　　　　　　定価は裏表紙に表示
印 刷 製 本　三報社印刷株式会社
　　　　　　© Hiroaki Shimizu 2024

本書の内容の無断複写・複製・転載は，著作権・出版権の侵害となることが
ありますのでご注意ください．

JCOPY ＜ (一社) 出版者著作権管理機構　委託出版物＞
本書の無断複製は著作権法上での例外を除き禁じられています．
複製される場合は，そのつど事前に，(一社) 出版者著作権管理機構
(電話 03-5244-5088，FAX 03-5244-5089，e-mail: info@jcopy.
or.jp) の許諾を得てください．